老年期重点疾病预防和干预系列丛书

阿尔茨海默病社区管理方案

主　编　王志会　彭丹涛

编　者　（按姓名汉语拼音排序）

邓　颖　董　忠　贾云竹　李志新　孟　军

彭丹涛　齐士格　施　燕　王志会　肖义泽

张　晗　张庆军

U0256692

北京大学医学出版社

AERCIHAIMOBING SHEQU GUANLI FANG'AN

图书在版编目（CIP）数据

阿尔茨海默病社区管理方案 / 王志会，彭丹涛主编 . —北京：
北京大学医学出版社，2023.2

ISBN 978-7-5659-2760-7

Ⅰ . ①阿… Ⅱ . ①王… ②彭… Ⅲ . ①阿尔茨海默病 -
防治 - 手册 Ⅳ . ① R749.1-62

中国版本图书馆 CIP 数据核字（2022）第 186753 号

阿尔茨海默病社区管理方案

主 编：王志会 彭丹涛
出版发行：北京大学医学出版社
地 址：（100191）北京市海淀区学院路 38 号 北京大学医学部院内
电 话：发行部 010-82802230；图书邮购 010-82802495
网 址：http：//www.pumpress.com.cn
E - m a i l：booksale@bjmu.edu.cn
印 刷：北京溢漾印刷有限公司
经 销：新华书店
策划编辑：董采萱
责任编辑：靳 奕 责任校对：靳新强 责任印制：李 啸
开 本：787 mm×1092 mm 1/16 印张：5.5 字数：127 千字
版 次：2023 年 2 月第 1 版 2023 年 2 月第 1 次印刷
书 号：ISBN 978-7-5659-2760-7
定 价：35.00 元

前　言

　　中国人口老龄化的进程正在加快，而且城乡差异明显。第七次全国人口普查数据显示，截至 2020 年，我国 60 岁及以上老年人口 2.64 亿，占总人口的 18.7%，65 岁及以上老年人口达到 1.91 亿，占总人口的 13.5%，已经开始进入深度老龄化社会。

　　阿尔茨海默病（Alzheimer's disease，AD）是老年期一种常见的神经退行性疾病，俗称老年性痴呆。作为老年期占比最高的一种痴呆类型，它主要的临床表现为进行性的认知功能下降以及精神行为症状，目前尚无有效的治愈手段。病情的进展不仅严重影响到患者的生活质量及健康寿命、给家庭带来沉重的照料和经济负担，同时也给医疗卫生、福利、社会服务等各相关部门带来巨大挑战。

　　从 2015 年起，在原国家卫生计划生育委员会的领导下，由中国疾病预防控制中心慢性非传染性疾病预防控制中心负责组织协调，在北京、上海、四川、湖北、广西和云南 6 省（直辖市、自治区）实施开展了国家财政重大公共卫生专项"老年期重点疾病预防和干预"试点调查项目工作。该项目工作主要以基层医疗卫生服务机构为平台，针对阿尔茨海默病和帕金森病，广泛开展健康宣教和义诊活动、能力建设培训、社区筛查、双向转诊、患者的居家 - 社区管理、高危人群综合干预和照料人员知识与技能培训等。

　　项目的组织实施，不仅提高了试点地区民众对阿尔茨海默病和帕金森病的知晓度，提升了疾控系统和基层医疗卫生服务机构对阿尔茨海默病和帕金森病等其他老年期重点疾病的防控能力，而且也让参与者摸索出了一套卫生、民政、残联、社工与志愿者组织等多部门合作的失能、失智老年人居家 - 社区管理与康复锻炼的方法和模式。

　　在试点工作的基础上，我们总结和完善了阿尔茨海默病的社区筛查以及患者的居家 - 社区管理实践活动，创新性地提出阿尔茨海默病"2642"居家 - 社区管理方法，为老年健康服务机构和相关工作人员提供参考。

　　由于我们经验有限，工作实践还在继续，本书难免存在缺点和不足，敬请各位专家、医务人员和疾控工作者提出宝贵意见和建议。

编　者

目　录

第一章　阿尔茨海默病的基本知识

一、老年期痴呆及主要类型

我们通常把发生在老年时期的痴呆称为老年期痴呆（senile dementia），而以往在中国学术界常说的老年性痴呆（或老年痴呆症）只是其中的一种类型，其学术名称为阿尔茨海默病（Alzheimer's disease，AD）。

痴呆是由脑部疾病所致的综合征，它通常具有慢性或进行性的性质，会出现多种大脑皮质高级功能的紊乱，其中包括记忆、思维、定向、理解、计算、学习能力，语言和判断功能[1]。

老年期痴呆最常见的主要类型有：①老年性痴呆，即阿尔茨海默病（AD），有家族遗传性和散发性两种；②血管性痴呆（vascular dementia，VD），有多种类型，如多发梗死性痴呆、多发腔隙性痴呆、脑淀粉样血管病变所致的痴呆以及出血性痴呆等；③混合性痴呆，指既有阿尔茨海默病（AD）又有血管性痴呆（VD）的混合痴呆或其他类型痴呆。

阿尔茨海默病（AD）约占所有老年期痴呆病例的 50% ~ 60%，血管性痴呆（VD）约占所有老年期痴呆病例的 15% ~ 20%，前者从预后角度来讲是不可逆转的，而后者具有可逆性。其他少部分类型还有额颞痴呆、路易体痴呆、帕金森病痴呆等。

二、阿尔茨海默病

1906 年，德国精神神经病学家阿尔茨海默（Alois Alzheimer，1864—1915）首次报告了他对一例 51 岁脑功能渐进性衰退女患者长达 4 年 9 个月的观察、诊治、追访以及研究的结果。1910 年，德国精神病学家克雷皮林在其编撰的第 8 版精神病学教科书之中，把阿尔茨海默报道的上述病症冠以阿尔茨海默的名字，称为阿尔茨海默病。

阿尔茨海默病是老年常见的一种起病隐匿、智力呈慢性进行性减退的中枢神经系统疾病。临床上以记忆障碍、失语、失用、失认、视觉空间技能损害、执行功能及人格和行为改变等为特征。该病病因迄今尚未明确，除了受增龄和遗传因素影响之外，还与环境因素、不良生活习惯、低教育水平、脑外伤、病毒感染等多因素密切相关。

以往的流行病学调查结果显示，我国 65 岁及以上的人群患病率为 3.21%[2]，女性高于男性，患病率随着年龄增加而升高。

阿尔茨海默病以 65 岁为界可分为早发性和晚发性两种，其中晚发性大约占 95%。AD 还可划分为家族性和散发性两种。在早发性 AD 中以家族性居多，在晚发性 AD 中则以散发性为主。

（一）发病机制

阿尔茨海默病的病理变化特征有大脑皮质萎缩、沟回加深、脑室扩大、海马体严重萎缩（图 1-1）。β 淀粉样蛋白（amyloid-β，Aβ）和 tau 蛋白在其病理改变中起着重要作用。某些类型的 β 淀粉样蛋白（如 Aβ38、Aβ40、Aβ42）达到一定数量后，由蛋白质小块积累形成斑块，tau 蛋白被过度磷酸化后而形成神经纤维缠结，两者共同危害神经元健康。大脑皮质中广泛的 β 淀粉样蛋白斑块沉积与皮质中 tau 蛋白病变所引发的神经纤维缠结，是 AD 最为显著的病理标志，最终导致神经系统的衰竭与认知能力的下降，这两者也与当今被普遍接受的 AD 发病机制有着密切关联[3]。

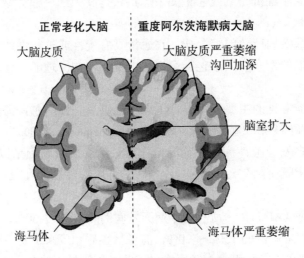

图 1-1　阿尔茨海默病大脑的主要病理改变

（二）临床表现

阿尔茨海默病的初期临床症状表现为记忆力下降、日常生活能力出现障碍，最终将卧床不起、大小便失禁，完全需要依赖家人的照顾。按照疾病进程，可将 AD 的临床表现分为痴呆前阶段和痴呆阶段。

1. 痴呆前阶段　患者早期可没有任何认知功能障碍的临床表现，或仅表现为极轻微的记忆力减退，各项神经心理评估结果均在正常范围，发展为轻度认知功能减退（mild cognitive impairment，MCI）时表现为记忆力轻度受损，学习和保存新知识的能力下降，其他认知功能亦可出现轻度受损，但不影响日常生活能力，未达到痴呆的程度。

2. 痴呆阶段　患者认知功能损害导致了日常生活能力下降，已达痴呆程度，按照认知损害的程度可分为轻、中、重3度。

（1）轻度 AD：主要表现为记忆损害，最先出现的是近事记忆减退，神经心理测验可发现情景记忆及延迟记忆障碍，部分患者会出现视空间障碍、语言表达能力下降及焦虑和消极情绪。

（2）中度 AD：记忆损害程度继续加重，工作、学习、社会功能减退，原掌握的知识和技巧亦会出现明显衰退。出现计算力下降、逻辑思维能力下降、重复语言及明显的视空间障碍，还可出现失语、失用、失认等。可伴有明显的行为和精神异常，出现淡漠和明显的人格改变。

（3）重度 AD：各项认知功能均会明显下降，多伴有情感淡漠、语言功能下降，已不能完成简单的日常生活。终末期可发展为卧床、完全性失语、括约肌功能障碍。此期患者可并发全身系统疾病，如肺部及泌尿系统感染、压疮，最终因并发症而死亡。

参考文献

[1] World Health Organization. Neurological Disorders：public health challenges. Geneva：World Health Organization，2006.

[2] Jia J.P.，Wang F，Wei C.B.，et al.The prevalence of dementia in urban and rural areas of China. Alzheimers Dement，2014，10：1-9.

[3] Marc A.B，Bradley T.H. Synergy between amyloid-β and tau in Alzheimer's disease. Nature Neuroscience，2020，23：1183-1193.

第二章　阿尔茨海默病社区管理概述

一、目的和目标

通过整合资源，依照统一的科学方案对阿尔茨海默病患者进行社区综合管理，不仅可以提高基层医疗卫生服务机构的老年健康及慢性病管理业务能力，减轻大型医院的诊疗负担，而且能够延缓疾病进程，提高患者的生活质量，降低家庭及社会照料负担。本方案实施的目的和目标有：

1. 加强社区阿尔茨海默病患者的随访管理，提高患者的管理率，延缓疾病的进程，提高患者生活质量，降低照料负担。

2. 提高基层医疗卫生服务机构工作人员对阿尔茨海默病评估、治疗、非药物干预的综合防治能力，推动分级诊疗和双向转诊。

3. 建立以基层医疗卫生服务机构为平台，疾控机构组织协调，综合医院协助的居家-社区阿尔茨海默病综合管理模式和机制。

4. 调动民政、老龄等政府相关部门及残联，专业服务机构，社工与志愿者等多方资源的力量，共同促进对阿尔茨海默病患者的支持，包括经济上救济以及照护服务等。

二、管理实施机构、人员与职责

根据中共中央国务院印发的《"健康中国 2030"规划纲要》关于创新医疗卫生服务供给模式的要求：建立专业公共卫生机构、综合和专科医院、基层医疗卫生服务机构"三位一体"的重大疾病防控机制，建立信息共享、互联互通机制，推进慢性病防、治、管整体融合发展，实现医防结合。因此，依托中国疾控中心慢性非传染性疾病预防控制中心（慢病中心）组织实施的老年期重点疾病预防和干预项目，探索建立以阿尔茨海默病患者全程管理为目标，专业公共卫生机构、综合和专科医院、基层医疗卫生服务机构构成"三位一体"的老年期重点疾病防控机制，明确各相关部门和人员职责。

（一）卫生行政部门

卫生行政部门制定政策，落实资源配备和多部门合作机制。

（二）各级疾病预防控制机构

1. 国家级疾病预防控制机构 负责组织相关临床专家、康复师、营养师及心理咨询师等编写方案、指导手册，开展培训。

2. 省级疾病预防控制机构 依据国家疾病预防控制中心制定的方案和指导手册，编制本省阿尔茨海默病社区管理工作计划和技术方案，对本省试点地区工作开展培训、业务指导和督导。

3. 市级疾病预防控制机构 负责本市项目点阿尔茨海默病综合管理工作的质量控制、督导、考核及评估，并及时收集汇总管理过程中存在的问题，向上级反馈。

4. 区（县）疾病预防控制机构 负责按照管理方案和手册，组织协调医院和基层医疗卫生服务机构开展阿尔茨海默病综合管理工作，并进行质量控制、督导、考核及评估，发现问题及时解决或向上级反馈。

（三）基层医疗卫生服务机构

基层医疗卫生服务机构即社区卫生服务中心或乡镇卫生院。由疾控机构协助，负责组织实施社区阿尔茨海默病患者的登记、随访和转诊等。具体有：

1. 协调当地医院神经科医生对阿尔茨海默病患者进行评估分级、提出治疗与社区管理建议。

2. 组建有专业医生和康复师参加的管理团队，对患者开展药物治疗随访、非药物干预活动。

3. 邀请相关专业人员，对照料人员开展知识与技能培训。

（四）综合或专科医院

1. 由医院神经科医生对患者进行病情与病程评估，提供个体化治疗方案、社区管理建议。

2. 由当地协作医院康复科或专业康复机构康复师指导并协助开展居家 - 社区生活自理能力训练、认知功能训练等。

（五）照料者

1. 照料者应接受阿尔茨海默病的相关知识及照料技巧培训。

2. 管理好患者的药物并做好服药及症状记录，如患者病情出现波动，需及时向医生反馈寻求帮助。

3. 在医护人员的指导下，完成非药物干预治疗。

4. 做好自身心理调适。

（六）社工、志愿者

1. 应对阿尔茨海默病的相关知识有基本的了解，参与协助疾控部门或社区医生组织开展健康宣教活动、非药物干预活动。

2. 为照料者提供适当的帮助，减轻照料者的负担、减少心理疾病的发生。

（七）其他机构

各地管理实施机构应结合实际，积极争取各相关政府机构领导重视和政策支持，根据国办发〔2017〕52 号《国务院办公厅关于制定和实施老年人照顾服务项目的意见》，开拓和建立与专业服务机构、养老机构、相关职业院校和培训机构的合作模式，共同开展失智患者的随访管理，为居家老年人提供生活照料、医疗护理、精神慰藉、康复训练以及照料者培训等服务。

三、管理内容和方法

（一）管理对象

管理对象为以往确诊的轻、中度阿尔茨海默病患者。具体纳入标准详见第四章患者评估。

（二）管理内容（"2642"）

对明确诊断阿尔茨海默病患者，并经临床专家评估以及患者或其家属知情同意后，实施为期 6 个月的居家 - 社区管理。6 个月的管理内容包括：管理前、后患者评估共 2 次，患者自我管理家庭随访 6 次，社区干预活动 4 次，家属及照料者培训 2 次。管理活动的具体内容及频次详见表 2-1。

表2-1　患者随访管理内容和频次

活动	内容	频次	实施机构或人员
患者评估（管理前后）	了解患者疾病程度、认知功能、日常生活能力、社会活动功能、精神行为症状表现等	2	疾控和社区人员、神经科医生、康复师等
家庭随访	遵医嘱服药治疗情况，居家非药物干预情况（运动训练、生活自理能力训练、认知训练、音乐疗法、怀旧疗法、光照疗法），照料情况	6	疾控和社区人员、神经科医生、康复师等
社区干预	社区非药物干预情况（运动训练、益智活动、怀旧疗法）	4	疾控和社区人员、神经科医生、康复师、心理咨询师、社工或志愿者
照料者培训	对照料者开展照料知识与技能的培训，评估和减轻照料者负担	2	

1．管理前评估　从阿尔茨海默病登记系统上，打印出辖区内符合条件并愿意接受管理的患者名单，要求：

（1）按照名单，协助神经科医生对患者及照料者进行管理前评估，评估内容详见第四章，填写"阿尔茨海默病社区管理随访手册"中的"社区随访管理前评估"（见附表）。

（2）依据管理前评估结果，根据社区管理纳入标准（详见第四章）确定社区管理AD 患者，对同意接受管理（签署知情同意书）的患者进行分组、制定个体化的随访管理计划。

2．家庭随访管理　由疾控和社区人员、神经科医生、康复师等组成社区随访小组进行患者自我管理家庭随访，随访内容包括用药及症状变化情况、康复训练情况等，要求：

（1）应由专人安排患者的家庭随访活动，事前有预约和组织；鼓励与其他机构或企业开展多种形式的合作。

（2）在随访管理的过程中，如实填写"阿尔茨海默病社区管理随访手册"中的"家庭随访记录表""社区干预记录表"以及"照料者培训记录表"（见附录）。

（3）无论是在家庭随访还是在社区干预活动中，如发现有需要到医院进行检查和调整个体化治疗方案的患者，要及时与医院相关科室联系，尽快转诊。

（4）家庭随访频次安排：

第1个月，强化期，每半月1次，共2次。

第2、3个月，巩固期，每月1次，共2次。

第4至6个月，维持期，每1个半月1次，共2次。

3．社区干预　由疾控和社区人员、神经科医生、康复师、心理咨询师、社工或志愿者等组成社区干预小组进行患者的社区集体干预活动，组织开展集体益智活动、怀旧疗法、运动训练等，具体操作方法详见第六章"非药物干预"，要求：

（1）应由专人组织安排干预活动。

（2）将社区干预情况填写在"阿尔茨海默病社区管理随访手册"中的"社区干预记录表"中（见附录）。

（3）干预活动中一定注意安全，要求有照料者的陪同，防止跌倒等意外的发生。

（4）在社区干预活动中，如发现有需要到医院进行检查和调整个体化治疗方案的患者，要及时与医院相关科室联系，尽快转诊。

（5）社区干预频次安排：

第1、2个月，强化期，每月1次，共2次。

第3至6个月，维持期，每两个月1次，共2次。

对于行动不便或交通不便，不能参加集中式社区干预活动的，应酌情入户开展。

4．照料者培训　由实施患者管理的人员组成师资团队开展培训，培训内容包括疾病的基本知识、药物治疗、居家康复训练指导、居家环境设置和照料技术以及心理调适等，要求：

（1）应由专人安排照料者培训活动，提前进行预约和组织。

（2）为了达到培训效果，培训形式可以丰富多样，既有专家授课，也有现场操作和练习。

（3）培训时间和次数：在患者管理期间至少开展两期的照料者培训，每期至少授课2个小时。

（4）将照料人员参加培训情况填写在"阿尔茨海默病社区管理随访手册"中的"照料者培训记录表"中（见附录）。

（5）照料者培训时间安排：管理周期的第1个月和第3个月，每月各安排一次照料者培训。

5．管理后评估　6个月的居家社区管理活动结束后，需对患者及照料者进行管理后评估，评估指标同管理前，有些评估指标需根据量表进行计算来获得，将评估结果填写在"阿尔茨海默病社区管理随访手册"中的"社区随访管理后评估"中（见附表）。

此外，我们也对阿尔茨海默病患者居家 - 社区管理活动效果进行评估，评估方法和内容详见第十章"社区管理活动的评估"。

（三）管理流程

对于以往确诊的或经项目筛查和确诊的阿尔茨海默病患者，将其基本信息录入到阿尔茨海默病登记系统；由专业神经科医生对患者进行病情评估制定个体化治疗方案，并提出居家 - 社区管理建议。适合居家 - 社区管理者，在患者本人或家属签署知情同意书后录入阿尔茨海默病患者随访管理手册；制定管理计划，开展"2642"的管理活动，并记录每项活动开展情况。管理周期结束后，由管理团队对患者进行管理后评估，将所有管理过程的记录表结果录入到阿尔茨海默病登记系统，并评估社区管理效果。流程图详见图 2-1。

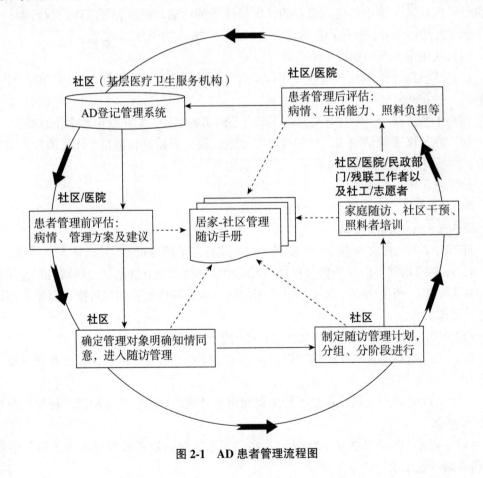

图 2-1 AD 患者管理流程图

一、阿尔茨海默病的社区筛查

该疾病的临床治疗以改善症状、延缓病情进展为主。健康宣教和社区筛查有助于阿尔茨海默病的早预防、早发现、早诊断、早治疗，不仅可以使老年人的健康最大化、实现健康老龄化，也是公共卫生服务的功能和价值所在。

目前国内外关于阿尔茨海默病的社区筛查流程尚无统一标准。国内学者推荐采用记忆障碍自评表（AD8）或简易精神状态检查量表（MMSE）进行初筛，并完善相关血生化指标检验，经初筛有异常者再转诊至记忆与认知障碍门诊或神经内科做进一步的详细神经心理评估和影像学检查加以诊断。

国内研究报道，AD8 能有效筛查普通人群中轻度痴呆患者，但其在我国人群中的特异度较低（60% ~ 80%）。AD8 联合 MMSE 能将检出痴呆的特异度从 60.0% 提高至 91.6%，可靠性较好，适宜在基层医疗卫生服务机构推广使用[1]。2015 年开始启动的国家财政重大公共卫生专项"老年期重点疾病预防和干预"首次采用 AD8 联合 MMSE 的办法进行社区筛查。

（一）阿尔茨海默病高危因素

除了年龄、性别、种族这些不可控的影响因素之外，其他与阿尔茨海默病发生及发展密切相关的主要危险因素包括以下几点：

1. 易感基因 约有半数的家族性 AD 是由淀粉样前体蛋白（amyloid precursor protein，APP）、早老蛋白 -1（presenilin-1，PS1）和早老蛋白 -2（presenilin-2，PS2）这三个基因的突变导致的。散发性 AD 的主要易感基因为 *APOE*（apolipoprotein E），国外有研究报道，携带一个拷贝 *APOE4* 的人群，患病风险是其他人群的 3 倍多；如果携带两个拷贝，风险则飙升近 10 倍。

2. 慢性病 高血压、糖尿病、脑卒中、哮喘、高血压等慢性病都会显著升高罹患痴呆的风险。哮喘对认知功能的影响是显著性的，特别是对执行能力。50 岁后新患糖尿病对认知异常的危险度是 4.407，而 50 岁前患糖尿病对认知异常的危险度则升高至 9.126 [2]。此外，听力下降以及睡眠时间及睡眠质量问题均与老年的认知功能相关，睡眠障碍也可作为 AD 的早期预警信号。

3．生活方式　接受较好的教育及不断自主学习获得的认知储备，可以提高对大脑老化的代偿能力，减轻认知功能损害程度；多与人交往、参加社会活动、看报读书、进行棋牌游戏、运动等这些都是认知功能的保护因素，起到预防痴呆的作用。独居生活、长期存在抑郁情绪以及经历不良生活事件者的认知功能下降快，罹患痴呆风险高。

（二）阿尔茨海默病高危人群筛查

有家族史、高龄、患有多种慢性病、存在不良生活习惯的人群均可视为高危人群。

阿尔茨海默病高危人群筛查，可先采用 AD8（表 3-1）进行初筛，初筛阳性者再采用 MMSE 做进一步筛查（见附表 5-2）。

AD8 是一项询问知情者的认知损害筛查工具，由华盛顿大学编制，共 8 个条目，用于评估受试者认知情况的改变，源于临床痴呆分级量表（Clinical Dementia Rating，CDR）。对于有知情者陪伴的受试者，可将量表发给知情者评估。如果没有合适的知情者，也可以由受试者自己回答（或念给受试者听）。分数评价标准为：0 ~ 1 分为认知功能正常，2 分及以上为可能存在认知障碍。

表3-1　中文版痴呆筛查量表（AD8）

序号	问题	回答	
1	您是不是在判断力上存在困难？如容易被骗，买了本不该买的东西，或买了不合适的礼物送人。	0 否	1 是
2	您对活动、嗜好的兴趣降低了吗？	0 否	1 是
3	您是不是经常重复同样的话或同样的问题、讲同一个故事？	0 否	1 是
4	使用遥控器，开电视、空调，用微波炉什么的有问题吗？	0 否	1 是
5	您会时常忘记正确的年份或月份吗？	0 否	1 是
6	您处理复杂点的财务有困难吗？如缴费、计算所得税等。	0 否	1 是
7	您是不是记不住跟人约好的约会时间？	0 否	1 是
8	您经常有记事和想事困难吗？如在上周曾经外出，却完全没印象了。	0 否	1 是

MMSE 是目前临床上应用最广泛的认知功能筛查量表。该量表包括以下 7 个方面：时间定向力、地点定向力、即刻记忆、注意力及计算力、延迟记忆、语言、视空间，共 30 道题目。每道回答正确得 1 分，回答错误或答不知道为 0 分，量表总分范围为 0 ~ 30 分。由于老年人对问题的理解和回答易受文化程度影响，所以采用按教育程度划分标准 [3]，文盲组 MMSE 得分 ≤ 17 分，小学组 ≤ 20 分，初中及以上组 ≤ 24 分，即判断为认知异常（可疑痴呆病例）。

采用以上两种量表所做的认知评定，只能作为痴呆临床诊断的辅助工具，最后确诊要以临床检查为核心，根据临床资料的综合分析、随访和病理检查，包括结合日常活动能力量表，情感情绪、兴趣爱好、性格度相关的量表比如老年抑郁量表（GDS）、神经精神科问卷（NPI）、全面衰退量表（Globla Deterioration Scale，GDS）等神经心理评估，参照神经影像学标志物、MRI、脑脊液、外周血指标等检查结果以明确病因，为不同类型的痴呆的诊断与鉴别诊断提供依据。

二、阿尔茨海默病的诊断

对经 AD8 和 MMSE 两步骤筛查发现的可疑痴呆病例进行转诊，由协作医院神经内科医生根据统一的临床路径及诊断标准进行临床检查和诊断。

（一）诊断标准

老年性痴呆的诊断需要有病理证据，目前尚无确定诊断的生物标志物，只能在患者活着时依赖于临床神经心理评估及脑电生理学和影像学的辅助检查。其局限性是受检测医生的主观干扰，在痴呆症状出现前不能预测其发病，易忽视早期痴呆患者。目前应用的诊断标准有：

1．世界卫生组织国际疾病分类（ICD-10）的诊断标准。

2．1984 年美国国立神经病学、语言障碍和卒中老年性痴呆及相关疾病学会诊断标准（NINCDS-ADRDA）。具体为：

（1）**怀疑标准**：在发病或病程中缺乏足以解释痴呆的神经、精神及全身疾病；痴呆合并全身或脑部损害，但不能把这些损害解释为痴呆的原因；无明显病因的单相认知功能进行性损害。

（2）**可能标准**：临床检查为痴呆，并由神经心理评估确定；进行性恶化；意识状态无改变；40 ～ 90 岁起病，常在 60 岁以后；排除了系统性疾病或其他器质性脑病所致的记忆或认知障碍。

（3）**很可能标准**：根据痴呆综合征可做出，存在有继发性系统或脑部疾病可做出。

（4）**确定标准**：临床很可能，且有病理证据。

（5）**支持可能 AD 诊断标准**：特殊认知功能的进行性衰退（如失语、失用、失认）；日常生活能力损害及行为的改变；家族中有类似患者；实验室检查结果、腰椎穿刺（腰穿结果）、脑压正常，脑电图正常或无特异性改变（如慢波增加）。

（6）**排除可能 AD 的标准**：突然脑卒中样起病；病程早期出现局部的神经系统体征，如偏瘫、感觉障碍和视野缺损等；发病或病程早期出现癫痫或步态异常。

3．《精神障碍诊断和统计工作手册》诊断标准（DSM Ⅲ-R、DSM-Ⅳ-R）。

痴呆的诊断依据美国精神病学会的《精神疾病诊断与统计手册》第 4 版修订版（DSM-Ⅳ-R）。对于既往智能正常，之后出现获得性认知功能下降（记忆、执行、语言或视觉空间技能损害）或精神行为异常，影响工作能力或日常生活，且无法用谵妄或其他精神疾病来解释的患者，可拟诊为痴呆。认知功能或精神行为损害可通过病史采集或神经心理评估客观证实，且至少具备以下 5 项中的 2 项：

（1）记忆及学习能力受损。

（2）推理、判断及处理复杂任务等执行功能受损。

（3）视觉空间技能损害。

（4）语言功能受损（听、说、读、写）。

（5）人格、行为或举止改变。

4．2007年美国神经病学、语言障碍和卒中老年性痴呆及相关疾病学会研究诊断标准（NINCDS-ADRDA-Research），美国神经病学、语言障碍和卒中老年性痴呆及相关疾病学会研究小组Lancet发表的AD诊断标准，强调了AD诊断的客观依据。

5．2011年美国国立老年研究院及阿尔茨海默病协会（National Institute on Aging and the Alzheimer's Association Workgroup）推出阿尔茨海默病的诊断标准（NIA-Alzheimer's Association criteria-Redefining AD）。将AD分为了AD临床前阶段（the preclinical of AD）、AD轻度认知功能减退阶段（MCI due to AD）和AD的痴呆阶段（the dementia of AD），在原2007年AD的诊断标准基础上，增添了AD临床前阶段和AD轻度认知功能减退阶段的诊断标准。

（二）AD的3个阶段

目前的AD诊断标准主要局限于根据患者、家属及知情者提供的学习、记忆及思维障碍等症状，得到相应的临床依据，再做出AD临床诊断。但是研究发现，出现AD临床症状前的几年、甚至几十年就已有AD的改变。因此，建议将AD的进程分为3个阶段。

1．AD临床前阶段　AD的生物标志物（脑影像学及脑脊液生化改变）可在AD症状前检测到AD极早期的变化，目前尚无这一阶段的临床诊断标准，但提供这一阶段的检测手段，有利于更好的AD研究。这一阶段又分为3个阶段，其临床特点及生物标志物见表3-2。

2．AD轻度认知功能减退阶段　在记忆及思维能力方面的轻度改变，但未影响到日常生活能力，其临床特点及生物标志物见框3-1及表3-3。

表3-2　AD临床前阶段的生物标志物特性

	类型	Aβ（PET或CSF）	神经损伤标志物（tau蛋白、FDG-PET、sMRI）	轻微认知改变的依据
阶段1	无症状脑淀粉样变性	阳性	阴性	阴性
阶段2	无症状脑淀粉样变性+"下游"神经变性	阳性	阳性	阴性
阶段3	无症状脑淀粉样变性+"下游"神经变性+轻微认知/行为下降	阳性	阳性	阳性

注：PET，正电子发射断层显像；CSF，脑脊液；FDG，氟代脱氧葡萄糖；sMRI，结构性磁共振成像。

框3-1　AD轻度认知功能减退阶段的临床、认知评估及病因学检测

建立临床和认知标准

患者或知情者或医生述有认知改变（认知下降病史或被观察到有认知下降）

续框

一个或多个领域认知减退的客观依据。典型的包括记忆（建立认知多领域规范检测）、生活自理能力保留、尚未痴呆

与 AD 病理改变过程相符的病因学检测

排除血管性、外伤性、药源性导致的认知下降，提供认知纵向下降的依据

有 AD 相关基因

表3-3　MCI标准包括的生物标志物

诊断类型	AD 病因学的可能生物标志物	Aβ（PET 或 CSF）	神经损伤标志物（tau 蛋白、FDG-PET、sMRI）
有核心临床标准的 MCI	尚不明确	相矛盾／中度／未检测出	相矛盾／中度／未检测出
MCI 中度可能是由于 AD	中度	阳性 未检测出	未检测出 阳性
MCI 高度可能是由于 AD	高度	阳性	阳性
MCI 不像是由于 AD	低度	阴性	阴性

注：MCI，轻度认知功能减退。

3．AD 的痴呆阶段　有记忆、思维及行为障碍的症状，已影响到日常生活能力。其临床特点、生物标志物及生物标志物诊断标准见框 3-2、框 3-3、表 3-4。

框3-2　痴呆的核心临床诊断标准

具备以下认知或行为（神经 - 精神）症状时可以诊断为痴呆：

1．日常生活工作能力受损，且

2．生活能力和执行能力较先前水平降低，且

3．无法用谵妄或其他严重精神疾病来解释

4．认知损害可由以下方式发现或诊断：①病史采集（患者及知情者）。②客观认知评价（神经心理、精神状态测试，神经心理测试应在常规病史采集及精神状态检查不能提供确信诊断时进行）

5．认知或行为受损至少包括以下中的 2 项：a.学习记忆新信息功能受损，症状包括重复的发问或话语、乱放个人物品、忘记重要事件或约会、在熟悉的地方迷路。b.推理及处理复杂任务的能力受损、判断力受损，症状包括：对危险缺乏理解、不能胜任财务管理、决断力差、不能计划复杂的一连串的活动。c.视空间能力受损，症状包括：无法识别面孔或常见物品、视力良好却不能发现正前方物品、不能使用简单的工具或衣物与躯体关系定向困难。d.语言功能受损（说、读、写）。症状包括：说话时找词困难、犹豫，说话、拼写和书写错误。e.人格或行为举止改变，症状包括：非特异的情绪波动，比如激越、动机受损、主动性丧失、淡漠、动力缺乏、社会退缩、对先前所从事活动兴趣降低、悟性丧失、强迫行为、出现社会不当行为

熟练的临床医生根据患者和知情者所提供的日常生活事件的描述做出诊断

框3-3   很可能AD痴呆的核心诊断标准

符合痴呆诊断标准，并具以下特点：

1．隐匿起病，缓慢进展，数月至数年，并非数小时或数天

2．报告或观察到明确的认知功能恶化，且

3．病史及体检发现早期显著的认知障碍如下分类

a．遗忘表现：AD最常见症状，学习、回忆新近习得的知识功能受损，及至少一项认知功能受损证据

b．非遗忘表现：①语言障碍：最突出的缺损是找词困难，同时存在其他认知功能缺损。②视空间障碍：最突出的缺损是空间认知受损，包括物体、面容、动作失认、失读，同时还表现其他认知区域受损。③执行功能障碍：最突出的缺损是推理、判断及解决问题能力受损，同时还表现其他认知区域受损

4．排除：血管性痴呆（VD）、路易体痴呆（DLB）、额颞痴呆（FTD）和其他

表3-4   AD痴呆生物标志物诊断标准

诊断	AD生物标志物可能等级	Aβ（PET或CSF）	神经元损伤标志物（tau蛋白、FDG-PET、sMRI）
很可能AD			
临床标准	不明确	缺失、矛盾、不确定	缺失、矛盾、不确定
病理生理证据	中等	缺失、不确定	阳性
	中等	阳性	缺失、不确定.
	高	阳性	阳性
可能AD（不典型临床表现）			
临床标准	不明确	缺失、矛盾、不确定	缺失、矛盾、不确定
病理生理证据	高，可能是继发	阳性	阳性
不太可能AD	最低	阴性	阴性

参考文献

[1] 马蔚蔚，张晓玲．阿尔茨海默病社区筛查和诊断的研究进展．中国全科医学，2021，24（6）：643-651．

[2] 齐士格，王志会，魏翠柏，等．中国老年人群认知异常影响因素的病例对照研究．中华预防医学杂志，2018，52（9）：926-931．

[3] Zhang M，Katzman R，Salmon D，et al. The prevalence of dementia and Alzheimer's disease in Shanghai，China：impact of age，gender，and education．Ann Neurol 1990，27（4）：428-437．

第四章　　患者评估

阿尔茨海默病不仅严重影响患者的认知功能和生活质量，更重要的是给家庭和社会带来沉重的照料负担。本方案重点关注对患者的病情评估、整体功能状况、生活质量、日常生活能力及照料者负担的评估以及管理后的效果。

对患者的评估，应由 1 ～ 2 名专业神经科医生实施完成。基层医疗卫生服务机构人员和疾控机构人员负责组织协调。相关评估量表及使用说明详见附录。

一、认知功能评估和分级

采用临床痴呆评定量表（CDR）和简易精神状态检查量表（MMSE）完成对患者认知受损程度的评估，继而快速评定患者病情的严重程度。CDR 对患者记忆力、定向力、判断与解决问题的能力、工作和社会交往能力、家庭生活和个人业余爱好、独立生活自理能力进行评定。

对经临床检查并诊断为怀疑 AD、可能 AD、很可能 AD 以及血管性痴呆（VaD）患者采用 CDR 进行痴呆分级评定，判定标准为：0 分为无痴呆，0.5 分为可疑痴呆，1 分为轻度痴呆，2 分为中度痴呆，3 分为重度痴呆。

二、生活质量评估

采用阿尔茨海默病生命质量测评量表（QOL-AD）评估患者当前的生活质量，该量表由 13 个条目组成，每个条目从"差"到"非常好"依次评为 1 ～ 4 分，总分 13 ～ 52 分，结合患者自评、照料者代评及评定者直接观察 13 个方面结果，来评估有认知功能损害个体当前的生活质量，分数越高说明生活质量越好。

三、精神行为症状评估

采用神经精神问卷（NPI）评估 AD 患者有无下面 4 种主要精神行为异常（BPSD）表现：

1. 情感症状，包括抑郁 / 焦虑 / 易怒等。

2．精神病性症状，包括淡漠/幻觉/妄想等。

3．脱抑制症状，包括欣快/脱抑制等。

4．活动过度症状，包括易激惹/激越/行为异常/攻击性等。

采用简版老年抑郁量表（GDS-15）评估患者抑郁表现，根据分值判定没有抑郁、可能抑郁、很可能抑郁、肯定抑郁。

四、日常生活能力评估

日常生活能力的评估采用国际通用的日常生活活动能力量表评估老年人躯体功能或失能情况，量表分为日常生活活动能力（ADL，包括洗澡、穿衣、大小便、室内走动、上下床、进食）和工具性日常生活活动能力（IADL，包括购物、打电话、整理家务、洗衣、理财、服药、使用交通工具）2个分量表。采用4点计分法：0为没问题，自己完全可以做；1为有些困难；2为需要帮助；3为根本无法做。其中，以"2"和"3"代表该项能力受损。程度分类标准为：

ADL、IADL 各项均无障碍者为功能正常，即**完全自理**。

仅 IADL 功能受损，ADL 功能均自理者，为**轻度依赖**。

有 1 ~ 2 项 ADL 功能受损者，为**中度依赖**。

有 3 项及以上 ADL 功能受损者，为**重度依赖**。

五、照料者负担评估

照料者负担量表（ZBI）用于对 AD 患者照料者负担的评估，本量表有 4 个维度，包括照料者健康情况、精神状态、经济、社会生活，共 22 个条目，每道题分值是 0 ~ 4 分。总分为 21 ~ 40 分表示无负担或轻度负担，41 ~ 60 分表示有中到重度负担。此量表不仅涉及照料者的身体和社交负担，还涉及心理和经济负担，全面评估照料者的负担，是目前国内研究者使用最多的一个量表。

六、纳入社区管理标准

1．病程分级为轻中度的（轻度，MMSE 得分为 20 ~ 25，CDR=1；中度，MMSE 得分为 10 ~ 19，CDR=2。如果 MMSE 和 CDR 冲突，由医生来对患者进行整体评估后确定严重程度）。

2．日常生活活动能力评估结果为完全自理或轻度依赖的。

3．GDS-15 评估结果为无抑郁或可能抑郁的。

4．不在其他重大疾病急性期或恢复期。

第五章 药物治疗

到目前为止，虽然还没有完全治愈阿尔茨海默病的药物，但是持续的药物治疗会起到一定的疗效。治疗目标包括改善或保持患者的认知功能，或延缓认知衰退，控制患者的痴呆的行为精神症状（BPSD），减少症状的发生，降低疾病给患者和照料者带来的苦恼与伤害，保持患者的社会功能，提高患者生活质量，降低照料者负担。

一、常用药物介绍

（一）一线治疗药物

在寻找病因的同时，要尽早使用改善认知功能药物，以改善认知功能、延缓疾病进展。按药理作用可分为胆碱酯酶抑制剂、谷氨酸能受体拮抗剂等。

1．胆碱酯酶抑制剂　胆碱能系统的改变能引起记忆、学习的减退。加强中枢胆碱能活动，则可以改善老年人的学习记忆能力，所以胆碱酯酶抑制剂的作用就是增加中枢胆碱能活动，是目前老年性痴呆的一线治疗用药，主要制剂有多奈哌齐、重酒石酸卡巴拉汀、加兰他敏、石杉碱甲等。

2．谷氨酸能受体拮抗剂　谷氨酸是脑内正常的兴奋性神经递质，近年研究结果显示，谷氨酸同时也是一种潜在的神经毒性物质，可直接导致神经元凋亡退行。通过阻断谷氨酸浓度病理性升高来减少对神经元的损伤，可以帮助改善一些关键认知领域障碍，如语言、记忆、定向力、行为和视空间能力，是目前治疗阿尔茨海默病的一线治疗药物，主要用于中、重度痴呆患者，主要制剂有美金刚（易倍申）。

3．我国研发的一类新药　甘露特钠，为海藻提取物，可调节肠道菌群、抗免疫炎性及纠正修饰脑内病理性老年斑，来达到治疗作用。

（二）促智药物（脑血管扩张期、促脑代谢药）

此类药物的作用较多而复杂，主要是扩张脑血管，增加脑皮质细胞对氧、葡萄糖、氨基酸和磷脂的利用，促进脑细胞的恢复，改善脑细胞功能，从而达到提高记忆力目的，主要制剂有吡拉西坦（脑复康）、尼莫地平、甲磺酸阿米三嗪（都可喜）、甲磺酸双氢麦角毒碱（喜得镇）、尼麦角林（脑通）等。

老年性痴呆是进展性疾病，治疗也是长期性的工作，一般在达到药物治疗剂量后需持续用药至少 3～6 个月。应定期评估药物的安全性和疗效，最主要观察不良反应。

对于阿尔茨海默病的药物治疗不会立竿见影，病情改善程度有限，但可以肯定的是规范治疗能获益，能延缓痴呆症状的进展，故应坚持治疗。

（三）精神行为症状药物

1. 抗精神病药　有助于控制患者的行为紊乱、激越、攻击性和幻觉与妄想。但应使用小剂量，并及时停药，以防发生不良反应。可考虑小剂量奋乃静口服。硫利达嗪的体位性低血压和锥体外系副作用较氯丙嗪轻，对老年患者常见的焦虑、激越有帮助，是老年人常用的抗精神病药之一，但易引起心电图改变，宜监测心电图。氟哌啶醇镇静作用较小，引起低血压反应较轻，缺点是容易引起锥体外系反应，如眼球上翻、头颈一侧倾斜、坐立不安等表现。

近年临床常用一些非典型抗精神病药如利培酮、奥氮平等，疗效较好，较氟哌啶醇等典型抗精神病药物安全，但仍有心血管不良反应、认知下降、嗜睡、糖尿病及锥体外系反应等副作用，需短期、小剂量应用。

2. 抗抑郁药　阿尔茨海默病患者中约 20% ~ 50% 有抑郁症状。抑郁症状较轻且历时短暂者，先予劝导、心理治疗、社会支持、环境改善即可缓解。必要时可加用抗抑郁药。去甲替林和地昔帕明副作用较轻，也可选用多塞平（多虑平）和阿米替林。近年来我国引进了一些新型抗抑郁药，如 5- 羟色胺再摄取抑制剂（SSRI）帕罗西汀（赛乐特）、氟西汀（优克、百优解）、舍曲林（左洛复）、西酞普兰（喜普妙）等。这类药的抗胆碱能作用和心血管副作用一般都比三环类轻。但氟西汀半衰期长，老年人宜慎用。

3. 抗焦虑药　如有焦虑、激越、失眠症状，可考虑用中短效的苯二氮䓬类药，如阿普唑仑、奥沙西泮（去甲羟安定）、劳拉西泮（罗拉）和三唑仑（海乐神）。药物使用剂量应小，且不宜长期应用。警惕过度镇静、嗜睡、抑郁、认知下降、言语不清、共济失调和步态不稳等副作用。增加白天的活动量有时比服用安眠药更有效。同时应及时处理其他可诱发或加剧患者焦虑和失眠的躯体疾病，如感染、外伤、尿潴留、便秘等。

应特别注意的是，以上各药虽无明显毒副作用，但仍需在医生指导下选用。

二、药物治疗的原则

1. 先评估老年痴呆患者的病史及基本资料，了解既往病史、用药史及目前所服药物。

2. 首先采用非药物疗法，如的确需要药物治疗，要有明确的用药适应证，还要整体评估药物的疗效和潜在的风险，保证用药的受益大于风险。

3. 服药前，先评估是否存在可能影响治疗效果的病理状态。

4. 熟悉所使用药物的药理作用、不良反应及用药禁忌。

5. 药物的剂量遵从小剂量原则，药物的种类和数量应尽量少，服药的方法应尽量简单。

6．应避免药物间的不良相互作用或者新处方药物对目前所患疾病的不利影响。

7．定期或者常规检查药物的治疗效果和不良反应。

8．指导老年性痴呆患者及其照料者获取服用药物的正确方法。

9．药物保存在合适的环境中，并定期检查有效期。

三、药物治疗的注意事项

1．对轻度痴呆老年人可使用小闹钟提醒，避免漏服药物。照料者在工作中对轻度痴呆老年人确保仔细交代药物的用法、用量及注意事项，给药的方法尽可能简单。

2．痴呆老年人常忘记吃药、吃错药，或忘了已经服过药又再次服用，所以老年人服药时必须有人在旁陪伴，帮助老年人将药全部服下，以免遗忘或错服，药物应专人保管。

3．对伴有抑郁症、幻觉和自杀倾向的痴呆老年人，家人一定要把药品管理好，放到老年人拿不到或找不到的地方。

4．老年人常常不承认自己有病，或者常因幻觉、多疑而认为家人给的是毒药，所以他们常常拒绝服药。这就需要照料者耐心说服，向老年人解释；照料者也可将药片碾碎混入糕点、点心、甜品中，在他未察觉情况之下服药，当然要事先询问医师是否可以碾碎药物；也可以采用照料者与患者同时服用药物，照料者药物可用维生素代替，以增加患者的服药配合度。

5．卧床老年人、吞咽困难的老年人不宜吞服药片，最好碾碎后溶于水中服用。昏迷的老年人要插鼻饲管，由鼻饲管注入药物。

6．老年人服药后常不能诉说其不适，照料者要细心观察老年人有何不良反应，如发现患者有嗜睡、便秘、尿潴留、皮肤过敏等情况，应及时与医生取得联系，并根据医生的处理意见做好患者的护理。

7．家属或照料者要每天仔细填写服药及症状记录卡（表5-1），将老年人用药时间和剂量以及症状反应记录下来，以帮助医生更好地调整治疗方案。

表5-1 服药及症状记录卡

日期：____年____月____日

用药次数	药物名称及药量	服药时间	用药后症状的改变及维持时长	不良反应	其他
第1次					
第2次					
第3次					
第4次					

四、药物治疗的疗效监测

目前神经心理学量表是评价痴呆治疗药物疗效的最主要方法，主要包括：认知功能、全面功能、生活质量和精神症状 4 个方面。

认知功能测评中，阿尔茨海默病评定量表—认知部分（Alzheimer's Disease Assessment Scale-Cognitive Section，ADAS-Cog）是最常用的主要疗效评价指标，尤其对轻、中度 AD。中度 - 重度痴呆药物疗效评价中常需要选用的是严重障碍量表（severe impairment battery，SIB）或严重认知损害量表（severe cognitive impairment，CSIP）。还需要注意的是，在评价延缓功能减退药物疗效中，ADAS-Cog 不适合作为独立的疗效评价指标，临床痴呆评定量表集合分（clinical dementia rating sum of boxes scores，CDR-SB）可作为 ADAS-cog 一个有效的补充。

评测患者全面功能最为常用的量表有临床医师整体印象变化量表（CGIC）以及临床医师会晤总体印象变化量表（扩充）[CIBIC（plus）]；生活质量主要是日常生活活动能力的评价，应用 ADL 评估量表；神经精神症状评测应用最广泛的是使用神经精神问卷（NPI）。

<table>
<tr><td>第六章</td><td>非药物干预</td></tr>
</table>

目前对阿尔茨海默病的药物治疗基本上是针对临床症状的对症治疗，只能在一定时期内起到改善或延缓疾病发展的作用。非药物干预手段包括智力训练、心理疏导、环境改善、社会支持等，配合药物治疗以期尽可能长时间地保持阿尔茨海默病患者的功能水平，延迟日常生活能力的下降，减轻照料者负担，从而改善阿尔茨海默病患者及其家属的生活质量。

一、居家非药物干预

居家非药物干预是指在家庭中由患者家属或照料者给患者开展的活动，包括运动训练、日常生活活动训练、认知训练、音乐疗法、怀旧疗法和光照疗法等。这些居家非药物干预手段不仅能延缓患者的认知衰退，还能减轻患者的焦虑、紧张，增加家庭成员之间的互动和亲情。这些方法应该像药物治疗一样需要每天坚持，科学持久的非药物治疗对改善 AD 患者的生活质量有重要的意义。

具体实施首先由社区多学科人员组成的管理团队给家庭照料者培训和讲解这些非药物干预方法如何实施，然后要每月定期随访家庭非药物干预的实施情况并进行指导，将随访情况记录在"阿尔茨海默病社区管理随访手册"的"家庭随访记录表"（见附录）中，以帮助随时调整药物治疗及非药物干预内容。

二、社区非药物干预

社区非药物干预是指在社区中对患者组织开展的集体活动，包括益智活动、运动训练和怀旧疗法等。具体实施由社区管理人员组织患者开展，在管理期间，每项活动的组织次数不少于 4 次，并将每次活动情况都记录在附录"阿尔茨海默病社区管理随访手册"的附录 3 中的附表 2 "社区干预记录表"中。社区非药物干预内容有：

（一）**益智活动**

社区管理人员多了解患者的兴趣爱好，组织开展丰富的兴趣活动，例如书法、剪纸、园艺、绘画、唱歌、跳舞等。

社区还可以组织开展一些认知游戏，如做不复杂的拼图游戏、下棋、搭积木、玩汉诺塔等益智活动，也可以组织一起玩小时候玩的游戏，如翻绳、扔羊拐等。

（二）运动训练

社区管理人员结合老年人的身体情况从下面项目中选择合适的运动项目：

1．放松项目　如散步、逛公园、打太极拳、做放松体操和手指操等，可消除身心疲劳和神经衰弱。

2．力量项目　如扔实心球或沙袋、举哑铃球以及拉各种拉力器械等，可以训练肌肉力量和关节的功能。

3．耐力项目　如行走、慢跑、骑自行车、游泳、爬山等，可提高耐力、心肺的代谢功能。

4．平衡项目　如单脚站立、双脚站立、重心移向脚尖站立，可提高平衡能力。

5．运动训练的注意事项

（1）训练前应先进行身体检查，如有感染、心功能差、身体衰弱难以承受训练、剧烈疼痛运动后加重等情况存在，不宜进行躯体康复。

（2）训练要从小运动量开始，逐渐适应后再进一步按运动处方进行训练。运动量应适合患者的需要，一旦感觉不适，应停止训练及时就医，正确调整运动量。

（3）训练应持之以恒，参加有氧耐力训练需长期坚持才能见效。

（4）安全为第一原则，AD患者一定要照料者在旁看护时才能进行运动，注意安全。

（5）饭后及空腹时不宜做剧烈运动，运动训练后不宜立即洗热水澡。

（三）怀旧疗法

患者首先受到损伤的是短期记忆，远期记忆仍然可能得以保留。怀旧疗法可以有效地帮助提取远期记忆，组织整理好后，再用语言表达出来，这是患者维持认知功能的好方法。另外，从心理社会学角度看，怀旧治疗也可以增进舒适感、愉悦感，促进沟通和自信心，改善人际关系。

1．旧物选择

（1）照片：名人或个人的故交的照片、个人的老照片、熟悉的风景照等。

（2）纪念册、纪念章。

（3）各种票证。

（4）老电影。

（5）其他：比如老年女性宜选用老旧的刺绣等织物，老年男性宜选老旧的手工制作的工具。

2．活动方式　活动可以运用"一起观看老电影""听您讲讲老故事"等方式。

例如，在社区开展"一张旧照片的故事"主持人提问："您认识照片上的人吗？"如回答"认识"，继续提问："他是谁？""照片的背景、时间、地点？"如果回答准确，患者情绪好，可继续交谈或提问。如患者表示困难或情绪烦躁，应立即停止并给予鼓励，结束活动。主持人应始终认真倾听，不时点头、微笑以示关心。

注意"旧物"的选择应与老年人有关，有助于愉悦心情，否则不应作为治疗用物，以免引起负面效应。提前将老年人自己或家人已准备好的物品，如照片、纪念章等有关的故事做好作业，准备好如何利用上述"旧物"唤起老年人美好的时光，调节情绪。

第七章　患者的居家照料

痴呆患者生活质量的高低和生存时间的长短与家庭护理有密切关系。目前我国大部分痴呆患者采用居家照料模式，照料者以配偶或近亲属为主。对纳入社区管理的痴呆患者，应制定一个完整的照料方案，方案包括以下内容：

1. 每日的生活起居，包括个人卫生护理、饮食与营养、排泄管理、睡眠护理等，要特别注意患病老年人在哪些方面已经出现了生活障碍，需要照料者悉心照料。
2. 每日常规的活动，包括兴趣活动、家务活动、适量的身体活动、社交活动等。
3. 药物管理、康复活动。
4. 行为和心理照料。

一、日常照料原则

因 AD 患者常伴有不同程度的精神行为问题，会使照料者无法理解、难以接受。因此，照料患者仅有爱心还是不够的，有必要掌握一些照料技巧。

（一）不同患者照顾的方法

不同程度患者其日常生活自理能力大有不同。因此，照料者应给予不同的照顾。对于轻度患者，请给予"提醒"；对于中度患者，请给予"指导"；对于重度患者，请给予"替代"。

（二）提供熟悉又安全的居住环境

对阿尔茨海默病患者来说，一个熟悉的生活环境带给他们的是安全感，进而有助于他们病情的稳定以及日常功能的维持。因此，照料患者最理想的环境是患者自己的居住地，如果无法做到，新的环境布置尽量同患者原来的居住环境相似。

（三）关注患者尚存的功能和长处

认知功能变化的规律是"用进废退"。疾病会使患者某部分的能力早早地丧失，但他们仍还保持许多的能力。既然失去的能力不能再恢复，不如把更多的时间及精力花在如何帮助患者将剩余的能力发挥到最佳状态，如有的患者能在音乐声中跳上一曲交谊舞、唱上一首老歌。因此，照料者可以经常播放一些患者熟悉的音乐，增加生活的乐趣。日常生活料理也是如此。

（四）帮助患者制定固定的生活作息表

日常生活作息表的制定适用于轻中度 AD 患者，重度 AD 患者一般以卧床为主，生活由照料者来安排。照料者要充分利用对 AD 患者情况的了解，为他制定每天的照料和活动计划，只有将每天的活动安排得妥妥当当，照料者就不用每时每刻都去费脑筋琢磨如何安排患者的活动，也能让患者清楚知道下一步该做什么，这样不但可以减少患者的焦虑，也可以提高患者的独立生活能力。照料过程中要观察患者活动的情况，是否存在患者不喜欢或无法完成的活动项目，不喜欢的应及时调整，不能完成但必需的活动项目应给予帮助。

（五）确保安全避免发生意外

对 AD 患者要事事处处留意其安全。洗澡、进食、药品保管都需要关注。轻、中度 AD 患者不宜单独外出，以免迷路、走失；也不宜让患者单独承担家务，以免发生煤气中毒、火灾等意外情况。重度 AD 患者如能行走，照料者应给予扶持或关照，以防跌倒摔伤、坠楼。

（六）维护患者的尊严和价值感

一般患者都非常渴望得到晚辈的尊重，这让他们觉得自己的存在是有价值的，当然 AD 患者也不例外，尤其是轻度 AD 患者。因此在日常生活照顾中，应处处体现对患者的尊重，让患者做一些力所能及的家务，对患者所做的事务一定要给予肯定，让其感受到自我价值的存在，切勿做有损患者尊严的事。在患者可接受的范围内，多以身体接触的方式传达温暖关怀。没有两位患者是一模一样的，请尊重每一位患者的独特性。患者的状况会随病程而改变，照料者需要随其状态来调整照料方式。

（七）关爱患者注重心理调护

对 AD 患者出现的精神症状和性格变化，如猜疑、幻觉、妄想、行为异常等问题，照料者应了解这是疾病所导致的，要理解他、接纳他。用诚恳的态度对待患者，耐心听取患者的诉说，对于患者的唠叨不要横加阻挡或指责。尽量满足其合理要求，不能满足应耐心解释，切忌使用伤害患者自尊心的语言和行为，使之心理受到伤害，产生情绪低落，甚至发生攻击行为。

二、常见生活问题的照料

患者认知功能的下降会不同程度地导致日常生活自理能力下降，给照料者带来压力。但专业队伍通过多年的实践，总结出许多方法可以帮助照料者减轻负担，使得这个艰巨的过程变得轻松，患者得到更周到的照料。

（一）饮食照料

疾病的中晚期，有的患者生活自理能力会变得很差，会出现不知饥饱的情况，发生噎食等意外。因此，患者日常的饮食问题应引起照料者的关心和重视，在饮食照料上应关注以下几点：

1. 创造良好的就餐环境　创造一个舒适的就餐环境，光线应充足。进餐时应关掉电视机、收音机，尽量避免干扰 AD 患者就餐的事情，让患者剩余的能力都集中在需要他完成的事情上，这样他可以集中精力进餐。行动自由的患者可以与照料者和家人一起用餐，照料者和家人应观察患者咀嚼和吞咽情况。

2．了解患者的饮食习惯　照料者应向家人或其他照料者了解患者的饮食习惯，知道患者喜欢什么、讨厌什么。了解其饮食的规律，有利于对患者的照顾，保证其营养的摄入。但在食物选择上，不是一成不变的，也要根据患者的需求变化及时进行调整。

3．提供合理饮食　养成和保持良好的饮食习惯；提供营养丰富且均衡、清淡宜口、荤素搭配合理，温度适中，无刺、无骨，易消化的食物；避免高糖、高脂肪的食物，多吃蔬菜和水果等；给予优质蛋白质，如瘦肉、蛋、鱼、奶和大豆等；给予低盐饮食。对少数食欲亢进和失语的患者以及暴饮暴食者，要适当限制食量，必要时专人喂食。对拒食患者应予以输液或补充能量，如家人同意也可以鼻饲。

4．保证足够水分的摄入　AD 患者由于口渴感觉减退、不能正确表达或药物等原因，体内常缺水。鼓励老年人多饮水，一般每天饮水量不少于 1 500 毫升。但应注意临近吃饭时尽量不要饮水，以免影响食欲；晚饭后也不要大量饮水，这样可以减少夜间小便次数，保证睡眠时间。

5．防止患者发生噎食　为了防止患者发生噎食，不宜让患者同食固体及液体食物；不宜给患者吃坚果、葡萄、果冻、元宵、粽子等易引起噎食食品；进食后不宜让患者立即平卧；长期卧床的重度患者，喂食时应将床头摇高 30° ~ 45°，以防噎食及呛咳。

6．遇到以下问题怎么办？

（1）进餐时，患者的衣服上全是汤汁、米饭：照料者碰到这种现象，千万不要"代劳"帮他喂食，更不要指责患者，这样患者不但剩余的能力会受到影响，自尊心也会受到伤害。最佳的方法是可以同他商量、经过他的同意后给他围上围兜，或是和他同时在颌下铺上一条清洁的毛巾，陪患者一起进食，餐后将毛巾取下并清洗。

（2）吃不能吃的东西：这与 AD 患者对食物的识别能力下降有关，照料者必须将某些物品放在患者看不到的地方，例如盐、油、未清洗水果、消毒剂等。

（3）忘记已吃过饭：有些 AD 患者会忘记自己刚刚才吃过饭，在餐后又立即要求吃东西，甚至有些患者随时随地都想吃东西，有的患者还会因照料者不满足其要求发脾气。因此，照料者可以备一些营养、健康且能量低的零食，来满足患者吃东西的需求；也可以计算出患者一天进食总量，分 6 ~ 8 次给患者吃。对轻中度 AD 患者，照料者可以制作一张进食记录表，进餐后让患者在相应内容里打钩，当患者出现上述案例中的情况时，提醒患者看看表格中的记录。

（4）吞咽困难：对吞咽困难的 AD 患者应选择合适的食物，避免进食汤类及干硬食物，将食物打成糊状，留给他足够的进餐时间，时时提醒他细嚼慢咽，每次吞咽后要让患者反复做几次空咽动作，确保食物全部咽下。

（二）穿衣照料

患者有时候会因如何选择衣服、如何穿衣服而感到沮丧。可能与他忘记了什么季节穿什么衣服、衣服先后顺序或不知道如何系鞋带等有关。

1．有的患者不知如何选择衣服，照料者可以根据季节选择两套衣服，让患者任选一套，二选一对患者来说就相对简单了，这样就不会因选择衣服而增加患者的焦虑。

2．患者的衣服款式应简单，适合患者穿着，避免有太多纽扣，以拉链取代纽扣，以弹性裤腰带取代皮带，也不要选择系带的鞋子，这样容易使患者穿戴整齐。只要患者还能自己穿衣服，照料者所要做的就是在一旁协助，不要代替他去穿衣服、系扣子，否则会使他觉得自己很没用，穿衣的能力会退化得更快。

3．患者若自己能穿衣服，但搞不清穿衣顺序时，照料者可以帮他按穿衣顺序将衣服摆好；有时患者会搞错衣服的左右、内外，对此可在衣服的左右、内外做上醒目的标记，在穿衣时提示患者；如果患者需要帮助穿衣，照料者不能表现出着急的样子，更不能催促患者，否则会引起患者的焦虑和挫败感。

4．当患者不知季节变化，照料者应收起非应季衣服，及时为其增减衣物，避免因衣着不适发生着凉的情况。

5．有的患者只喜欢穿某件衣服，导致换洗困难时，照料者不要责备患者，因为患者对清洁已经不再敏感了。你可以购买类似的、舒服的、简便的衣服吸引患者或等患者熟睡时将衣服清洗。这是因为有些患者当面让他换衣服他可能不配合，但悄悄更换他也不会察觉。

6．遇到个别患者不分场合随意脱衣服的现象，照料者首先要了解原因，是不是衣服的布料或大小导致患者穿着不适，如没有这些问题可以让患者穿上后面带拉链的连衣裤或将衣服纽扣改成后侧方来解决此问题。

7．当患者穿戴整齐时，别忘及时称赞他。赞美他不但会提高他的自信，而且也能引导其产生一种感情外露、自我肯定的反应。

（三）如厕照料

大多数轻中度患者没有达到大小便失禁的情况，往往是因定向力障碍找不到厕所，行动不便导致无法及时如厕；夜间分不清方向，就在房间或卧室随地大小便；也有的患者不愿意他人帮助，结果将小便解在裤子里。但随着病情进展，患者可能会出现大小便失禁情况。

1．掌握患者如厕的规律。比如，晨起第一件事就要陪同患者如厕，白天每 2 小时左右如厕一次，用餐前和睡觉前都需如厕，夜间可根据患者如厕频率定时陪同患者如厕。并记下他容易发生如厕问题的时间，尽可能在这个时间前陪他如厕，或用温馨的语言提醒患者如厕。

2．辨识患者便意讯号，如发现患者坐立不安，有拉裤子、搜衣服等表现时，照料者不妨陪同患者如厕，这些表现可能就是便意的讯号。细心发现并学习患者表示如厕需求的"专用"词汇。

3．有的患者因定向力下降找不到厕所，可用醒目的图示标识厕所的位置，白天可以将厕所的门开着，让患者看到马桶，并保持厕所的通道无障碍物。夜间也可以在其房间里放上一个坐便式马桶，使夜间如厕更容易，同时应移走房间里易被患者误认为马桶的垃圾桶、花瓶等物。

4．如有的患者表示对排泄物好奇，有玩排泄物现象，照料者遇到此类情况，不要责备、羞辱患者，应马上帮助患者清洁。如患者还能行走，清洁后陪患者离开此环境，不能行走者应加强看护。

5．出门的时候尽量让患者穿着简单一些，出门的时间不要超过2个小时，最好备一套衣服，以防万一。

6．大小便失禁患者可以使用纸尿裤、接尿袋（男性）或在床上垫上一次性床垫。尿裤子或尿床后应及时进行更换并清洗，避免长时间潮湿刺激而导致压疮发生。

7．对于长时间便秘的患者，照料者应为患者提供粗纤维食物、水果，鼓励能动的患者多活动，促进排便。如3天以上未排大便，应与医生联系予以处理。同时照料者应记录患者大小便的情况。

（四）梳洗照料

患者可能会忘记洗脸、刷牙、梳头发、修剪指甲等日常个人卫生料理，甚至可能会忘记为什么要进行这些个人卫生，故会出现不配合照料者照顾的情况。

1．照料者要提醒轻中度患者养成早晚刷牙、饭后漱口的习惯。

2．照料者应指导不能独立完成洗脸、刷牙等的中度患者，完成日常生活的料理。

3．对不能独立完成洗脸、刷牙、梳头发等的重度患者，照料者应给予帮助和替代。

（五）洗澡照料

洗澡是照料者在照顾轻中度患者过程中感到的困难事情之一。定期洗澡能让患者的身体保持清洁，但是他常常会不配合。他可能忘记了为什么要洗澡，可能会觉得有人在旁边看他洗澡感觉不自在、丧失了隐私等。因此，有时候患者为了洗澡会出现破坏性的行为，例如尖叫、抵抗或者攻击照料者。因此照料者需了解患者不愿洗澡的原因，并防范意外的发生。

1．了解原因　如患者因害羞不愿洗澡，照料者最好选择同性别人员帮助洗澡，保护好患者隐私部位；如患者因情绪不好不愿洗澡，可以暂缓，待患者情绪好了再商议，不要违背其意愿；如患者担心洗澡会受凉感冒、会不舒服等，照料者需耐心做好解释，千万不可强迫患者洗澡。为防止烫伤，水温调节在 38 ～ 40℃ ；提前开好浴霸，保证浴室内温度适宜；喷头的水流调整到温和喷射的状态，不要让水流太强劲；必要时可尝试擦浴。

2．给患者选择的机会　例如，询问患者是愿意现在洗澡还是再过半个小时洗澡，是盆浴还是淋浴。经常表扬患者的努力和配合。

3．始终保护患者的尊严、隐私，并保持患者舒适。当患者没有穿衣服的时候用大浴巾包裹住其身体，尽量使患者感到自己不会受伤害。

4．患者能自行洗澡，尽量让其自行完成，但时间要相对充裕，不要催促患者。需要帮助的，照料者动作要轻柔，不要因照料者动作过大使患者产生害怕洗澡的心理。为确保患者安全请不要将他单独留在浴室内。

5．洗澡前，照料者要准备好洗澡所用的物品。洗澡过程中，照料者应观察患者的情况，如有异常，请及时与医生取得联系，并进行有效的处理，预防跌倒非常关键。

洗澡后，照料者应使用润肤露保持患者皮肤柔滑，并检查他的皮肤有无异常。

6. 对长期卧床的重度患者，照料者应定期给患者洗澡。能坐着洗的，可让患者坐在专用的椅子上进行；不能坐的就让患者躺在专用的洗澡床或平车上进行。洗澡过程中应注意保暖和安全。

（六）睡眠照料

患者的睡眠方式和时间可能会发生改变。夜间睡眠不足致使其白天睡眠时间增加，白天睡眠时间的增加又影响夜间的睡眠，导致恶性循环。患者的睡眠问题会直接影响照料者的睡眠质量，这是一件影响照料者生活质量的事情。故照料的重点在于预防睡眠障碍。

1. 照料者要帮助轻中度患者养成规律起居生活，每天相同时间就寝。限制其白天的睡眠时间，尽量安排一些活动。

2. 加强饮食管理，晚餐饮食以易消化为主，量不能太多，否则会影响夜间的睡眠。

3. 在卧室、客厅和浴室设置壁灯，以免黑暗令患者产生恐惧和迷惑；并要确保家里环境是安全，如大门是锁着的，煤气是关的。

4. 为避免夜间频繁小便影响睡眠，故应控制夜间液体物质的摄入。

5. 当患者久久不能入睡时，照料者可以温和地拍拍他，或者和他轻轻说说话，如果患者愿意可以放轻音乐。但睡前不要与患者谈论会引起患者兴奋或害怕、生气的事，以免影响其睡眠。

6. 当患者夜间吵闹时，照料者应了解患者的需求和不适，温和地告诉他这是睡觉的时间了。避免与患者争论和过多解释，因这些行为只能使患者情绪更激动。

7. 如果照料者尝试了所有的办法都不奏效时，就要陪患者去就诊，请医生提供能改善睡眠的药物来治疗。

三、居家环境设置

（一）居住环境设置原则

随着认知功能的减退，患者对环境的定向力和适应能力越来越差，不但容易发生跌倒和走失，而且环境不熟悉、环境中有不当刺激都会给认知障碍患者带来不安全感，并可能诱发激越行为。因此，应为认知障碍患者设置友好化的居住环境，设置原则为：

1. 确保环境的安全性，防走失、防跌倒、防意外伤害。

2. 维持环境的稳定性和熟悉性，避免突然变换。

3. 设计时间和定向线索，帮助患者进行时间和地点定向。

4. 提供适当的感官刺激。

5. 维持隐私性和社交性。

（二）居住环境设置建议

围绕上述 5 个居住环境设置的原则来考虑应该采取的建议措施。

1．确保安全性

（1）预防跌倒：家具尽量简洁，减少杂物和尖锐的转角；地面使用防滑材料，地上有水时及时擦干；活动区域避免台阶，避免铺小块地毯，防止绊倒；建议在马桶旁和洗浴设备旁安装扶手；在卧室、过道和卫生间安装感应式夜灯。

（2）预防走失：选择患者不易打开的门锁；利用布帘、画面等隐藏出口；应用现代电子产品，如门窗感应装置、远程报警系统、电子定位装置等；与邻居及社区相关人员通报病情，以获取及时帮助；照料机构采用环形或回形的建筑设计。

（3）管理好危险物品：将有毒、有害、锐利或易碎的物品锁好，如药物、刀具、剪刀、玻璃器皿、清洁剂、过期食物、筷子、牙刷；安装煤气、电源安全和报警装置。建议平时将煤气或天然气的阀门关闭，收好厨房中的调味品，避免患者误食。关闭小家电的电源，如烤箱、微波炉、电热水壶，调低热水器的加热温度。对于晚期患者，注意移除房间内的镜子。

2．保持环境稳定、熟悉　尽可能让患者生活在自己熟悉的环境中，避免突然变换住所（如搬家、在子女家轮住、入住机构）及居室的布局和物品；必须变换住所时，尽量在居室内保留熟悉或喜欢的物品，如小件家具、老照片、图画、纪念品，帮助患者辨识周围环境。收治认知障碍患者的机构应营造小单元、居家式的环境氛围，如让患者有自己的房间，提供居家式的起居室、小型厨房和餐厅，在患者房间内摆放一些自己的家具、照片、喜欢的物品等，避免频繁更换房间。

3．设计时间和功能定向线索

（1）时间标识：在卧室、客厅、餐厅等活动区域的醒目位置，放置大的钟表、日历，设计显示当前季节、节日的图片，帮助患者辨识时间。

（2）功能区域引导标识：在房门上贴上患者能辨认出的照片、图案等，帮助患者辨认自己的房间；用文字、图案等设计简易的方向标识，引导其找到卫生间、厨房或餐厅等；将日常用品放在固定、醒目的位置，在柜子、抽屉外面做上标识。

4．提供适度的感官刺激

（1）光线刺激：活动区域应维持明亮而均匀的自然光或人工光源，避免炫光，避免光线过于昏暗，将镜子安置在不易产生反光之处，用窗帘遮挡强烈的阳光。

（2）色彩刺激：居室的墙壁、窗帘、床单等装饰成温馨、明亮的暖色调；悬挂或摆放色彩明亮的照片、图画、装饰物及花草等。

（3）声音刺激：避免噪声，同时避免过于安静；根据患者的喜好创设一定的声音刺激，如播放患者喜欢的老歌、音乐、戏曲、相声等。对于长期卧床不能外出的患者，建议用录音或投影的方式，让患者聆听来自自然界的声音，如鸟叫声、海浪声等。

（4）触觉刺激：在居室内摆放装有海绵、沙子等带来不同触觉感受的物品，提供仿真娃娃或老年人喜欢的宠物。

（5）嗅觉刺激：每天定时开窗通风，去除室内的异味，保持空气清新。

（6）多重感官刺激：建议有条件的照料机构设置多功能感官刺激室，利用光线、音乐、芳香和各种物体为认知障碍患者提供多重感官刺激。

5. 维持隐私性和社交性

（1）隐私性：隐私的环境可为患者提供生理和心理上的安全感。根据认知障碍患者之前的生活习惯，为其提供属于自己的空间；对于住2人间或多人间的照料机构，建议使用隔帘。

（2）社交性：设置集体活动的空间，如活动室、客厅、餐厅、阅读室等。

<table>
<tr><td>第八章</td><td>常见痴呆的行为精神症状
（BPSD）的应对</td></tr>
</table>

一、BPSD 的定义

痴呆的行为精神症状（behavioral and psychological symptoms of dementia，BPSD）是指痴呆患者除了记忆等认知功能损害之外，常常会出现感知觉、情感及思维行为的异常或紊乱，包括幻觉、错觉、妄想、焦虑、抑郁、淡漠、易激惹、冲动行为及脱抑制行为等。BPSD 的症状大概分为 4 个症候群：

1．情感症状，包括抑郁、焦虑、易怒等。

2．精神病性症状，包括淡漠、幻觉、妄想等。

3．脱抑制症状，包括欣快、脱抑制等。

4．活动过度症状，包括易激惹、激越、行为异常、攻击性等。

99% 以上的痴呆患者都有可能伴发行为精神症状。行为精神症状受性别影响，抑郁症状、悲伤、哭泣和焦虑恐惧在女性中更常见，脱抑制、攻击行为在男性中更常见。患者的行为精神症状是家属和照料者最痛苦和难以面对的问题，是照料负担的主要部分。

二、BPSD 的识别与评估

BPSD 的正确识别与评估是缓解其症状的前提，要详细记录症状出现的诱发因素、表现形式、持续时间、频率、强度及其对患者及照料者的影响，可以采用神经精神问卷（NPI）、老年抑郁量表（GDS）等进行评估。

三、BPSD 的应对

出现 BPSD 首选非药物治疗，在非药物干预效果不佳时，建议采用药物治疗与非药物干预相结合的方式。必要时可酌情短期使用抗精神病药、抗抑郁药和苯二氮䓬类药物。中重度 BPSD 改善认知功能的药物是治疗痴呆的基础治疗，目前常用的药物主要有胆碱酯酶抑制剂和 N‑甲基‑D‑天冬氨酸（NMDA）受体拮抗剂，其中美金刚在改善患者妄想、激越、攻击、严重的刻板行为等方面疗效显著。

BPSD 常见症状的临床表现以及非药物干预的应对策略详细介绍如下。

（一）**妄想**

1.临床表现

（1）妄想有以下特征：

a.信念的内容与事实不符，但患者坚信不疑；

b.妄想内容均涉及患者本人，总是与个人利益有关；

c.妄想具有个人独特性；

d.妄想内容因文化背景和个人经历而有所差异，但常有浓厚的时代色彩。

（2）患者最常见的妄想：

a.被窃妄想：毫无根据地认为自己所收藏的东西被人偷窃了，或东西找不到了，就怀疑有人偷走了；

b.嫉妒妄想：无中生有地坚信自己的配偶不忠实，虽然没有证据，但患者还是坚信不疑。不但会跟踪配偶，还会辱骂甚至殴打对自己不忠实的配偶；

c.被害妄想：指患者坚信自己被跟踪、被监视、被诽谤、被隔离等。

2.应对策略

（1）患者可能会发生自杀、伤人等冲动行为，故应做好安全防范措施，防止意外事件的发生；

（2）切勿与之争执或否定其真实性；

（3）发现患者要找的东西后，可将物品放在显眼的容易找到的位置，方便让患者自己找到；

（4）如果患者要找的东西并不存在或者暂时无法获取，可在与其寻找的过程中慢慢转移其注意力；

（5）对患者存放物品的地方可用图片和文字的指示贴来提示他，对重要的东西可以多制作几份留着备用，例如钥匙；

（6）被害妄想的患者可能与缺乏安全感有关，所以子女等家人要安排时间多陪同患者聊聊天、散散步或进行其他的活动，让患者的生活安排得较满，避免孤独。

（二）**幻觉**

1.临床表现　幻觉有各式各样的表现形式，如幻听、幻视、幻触、幻味、幻嗅等，其中以幻听、幻视较为多见。患者往往听到有人在讲话，其内容多数是批评、辱骂或命令；也可能看到或听到一些实际并不存在的事物、人或声音；严重的情况下，患者会对空气说话。

2.应对策略

（1）应加强安全防护措施，防止患者在幻觉支配下发生意外事件。

（2）照料者不要与患者争执事情的真假。

（3）鼓励患者与真实的人和环境接触。

（4）给患者提供具体有趣的活动，分散患者的注意力，起到减少幻觉出现的作用。

（5）加强心理护理，让患者有机会向家人表达自己焦虑、恐惧不安或其他不舒适的各种感觉。

（三）激越

1．临床表现　患者常表现为坐立不安、到处走动，爱挑剔、紧张或发脾气、哭喊、争吵，给人一种在愤怒边缘的感觉。在正常人看来很简单的一件事，但患者就觉得是一件很重要的事。

2．应对策略

（1）让患者多参与娱乐活动。

（2）照料者要用尊重和体贴的方式照顾患者，耐心倾听患者的唠叨，花时间和患者建立良好的关系；帮助患者养成规律生活的习惯，有助于稳定患者的情绪，减少患者因为生活障碍而导致的激越。

（3）为患者创造一个安全、安静的生活环境。避免环境的噪声、强光等因素刺激引起的激越。

（4）在患者发生激越的时候，照料者要善于转移患者的注意力，可以带患者去一个安静点的地方，陪患者聊天，倾听患者的烦恼；也可以带患者去他平时喜欢去的地方，放松一下心情。

（四）抑郁／焦虑

1．临床表现　抑郁患者情绪低落、忧愁，对许多事情不感兴趣，还会出现悲观、厌世情绪，严重时还会出现自责和罪恶妄想，为此往往产生轻生念头而想自杀。

焦虑患者表现顾虑重重，紧张恐惧，搓手顿足，以及心跳加快、出汗等症状。如患者常表现为坐立不安、不停地搓手、持续担心，不停地找人商量、探讨，严重时到处吼叫或来回走动，甚至拒绝进食等。

2．应对策略

（1）家属要花更多时间陪同患者聊家常、散步、倾听其唠叨，到社区老年活动中心、公园等处去散心。

（2）照料者应照顾好患者生活起居，合理安排其睡眠、活动时间，协助患者做好个人卫生。

（3）照料者不要强迫患者做不情愿的事，听不愿听的事。可以安排患者做一些力所能及的事，使患者觉得自己还是有用之人，从而对自己充满信心。

（4）照料者可以安排患者做感兴趣的事，如听音乐、种菜、养花，使其感到生活的乐趣。

（5）如患者焦虑、抑郁情绪严重时，照料者一定要陪伴其身边，经常整理患者物品，发现有不安全迹象，要立即清除，保管好危险品，确保居住环境安全，防止患者发生意外。

（五）重复行为

1．临床表现　重复地问同一问题或说同一句话，重复做同一件事。

2．应对策略

（1）照料者千万不要抱怨患者说您这个问题已重复很多次了。即使患者一直重复问同样的问题，照料者也要耐心地一再给出简单答案。

（2）照料者可以适当引导患者转移话题或转移注意力到其他更有意义的事情上。

（3）如果重复次数不多或没有任何危害，可以顺其自然。

（4）发现患者正在进行某项不该做的事时，要马上请他停止，但要注意所使用的语气，不必说一大串道理。

（六）错认

1．临床表现

（1）错认自己、错认他人、把电视中的人或场景错认为现实（和电视对话，看到电视中的恐怖镜头会逃跑、躲避）。

（2）不认识自己在镜子中的影像（对着镜子讲话，如同与另一个人一样讲话）。

（3）不能记住或辨认自己的家，以至于他们会试图离开居住的房屋"回家"去。

（4）在黄昏或夜里光线不足的时候，患者还会把物品（如衣柜、树木）当成某人，和其交谈。

（5）最为危险的是，有时他们会把窗户当成门而跳窗。

2．应对策略

（1）保证患者居住的环境安全、光线应充足。

（2）当患者出现错认现象时，照料者不要责备或嘲笑患者。

（3）当患者把电视中的人或场景错认为现实时，照料方法如下：

a. 不要让患者独自一人看电视，以防患者将看到的恐怖场面当成现实，而引起紧张害怕情绪，导致意外事件的发生。

b. 照料者应陪同患者看电视，并随时观察患者的表情。

（4）当患者不认识自己在镜子中的影像时，照料者可以采用的方法：

a. 如患者一般状况还好的，可带其到镜子前，耐心做出解释，指出镜中人确实是患者自己。

b. 可以将镜子或有镜面效果的东西用布遮住，不让患者看见，家中的墙面和地面尽量不要使用有反光效果的。

（5）对于不能记住或辨认自己家，试图离开居住的房屋"回家"去的患者，照料者应加强看护，不能让患者单独行动，以避免患者走失。因此可以让患者佩戴统一标识的"黄手环"或身上带有照料者姓名、联系电话和住址的纸条，为寻找提供帮助。

（6）对曾发生过把窗户当成门向外爬等危险行为的患者，照料者一定要加强24小时有人看护，以防类似情况再次发生而酿成悲剧。

（七）喜怒无常和攻击行为

1．临床表现

（1）经常因微不足道的琐事而伤心流泪，无限伤感，常认为自己年龄大了，各方面能力都不如从前了，家人对他们也越来越不重视了。

（2）常常会因琐事、沟通不良或因找不到东西而大发雷霆、怒不可遏，进而骂街；还会出现动手打人、敲东西踢门等冲动行为。

（3）或因一点委屈而嚎啕大哭，捶胸顿足。

（4）也可能因一件小事高兴得手舞足蹈，开心得不得了。

2．应对策略

（1）注意沟通方式，照料者应多与患者接触交谈，了解引起其情绪波动的原因，是心理的，还是生理的，消除有害刺激因素，帮助患者从不安、烦闷、抑郁等各种不良情绪中摆脱出来。

（2）对性格暴躁、喜怒无常者，照料者与之交流时，声音要轻柔、吐字要清晰、态度要亲切和蔼，切不可大声叫喊，吓唬患者。

（3）当患者打骂攻击他人时，照料者应保持冷静，不要表露出害怕及惊慌，要理解患者这一切行为都是疾病所致。照料者不要责怪患者，首先要做的是降低其攻击的危险性，防止患者自伤或跌伤。

（4）尝试运用患者感兴趣的活动转移其注意力，以此来转变其对幻听的注意力，稳定其情绪。

（八）游荡行为

1．临床表现　无目的行走，常表现为出门后找不到自己家等现象，多见于轻中度患者。

2．应对策略

（1）不要让患者单独外出，外出时应有人陪伴。

（2）照料者应经常与患者交谈，或者安排患者与他人一起交谈接触，以减少其游荡行为的发生。

（3）应结合患者的兴趣爱好及以往的经历鼓励患者参加一些活动，或者安排患者做一些力所能及的事情，分散其注意力，减少游荡行为的发生。

（4）为患者佩戴带有定位功能或有家属联系方式的手表或手环，在衣服兜里放纸条或在衣服上印上患者的家庭地址和家属联系方式，一旦患者走失，便于及时寻找。

（九）"收破烂"行为

1．临床表现　经常爱将废纸、脏塑料袋、塑料瓶、旧报纸等"破烂"收藏在家中，他们并不是因为攒钱而去捡这些破烂。

2．应对策略

（1）尽量不要让患者单独外出，不要在患者眼前将他捡回家的东西扔掉，这样一定会让患者大发脾气。

（2）照料者陪同患者外出途中，可以反复告诉患者哪些是垃圾，哪些是好东西。

患者若欲"收破烂"，家属可以耐心劝导和说服，及时制止并纠正"收破烂"等异常行为。

（3）鼓励患者参加一些娱乐活动，如陪同患者听喜欢的音乐、做操、看电视等，以转移患者对那些"破烂"的注意力。

（4）尽量给患者穿没有口袋的衣服，让其身上无处存放杂物。

（十）脱抑制

1．临床表现　患者似乎不加思考地冲动行事，当众说或做平时不说或做的事情，或做一些使其他人感到难堪的事情。

2．应对策略　照料者本着不与患者当面争辩、不纠正、不正面冲突的原则，防止患者出现暴力冲动行为，可通过转移患者注意力、积极的活动锻炼减少其发生。

第九章

照料者的支持

一、照料者的职责

照料的质量直接影响患者及家属的情绪和生活质量。照料者需在专业人士的指导下，以科学的态度了解关于阿尔茨海默病的常识及照料技巧；学会自身心理调适；管理好患者的药物，如患者病情出现波动，需及时向医生反馈寻求帮助；在医护人员的指导下，完成非药物干预治疗。

二、照料者的负担

照料者的负担虽然也包括经济负担，但是最突出的还是表现在身体和心理方面，具体表现为否认态度、焦虑、烦躁、易怒、沮丧、情绪不稳定、失眠、社交困难、注意力分散、疲惫、乏力等；例如：否认亲人的老年性痴呆诊断；对新的一天和未来的事情感到焦虑；对痴呆患者、自己、他人感到愤怒；遭遇一系列挫折后，动摇自己的信念；经常半夜醒来或做噩梦或紧张的梦；感到孤寂，不愿意跟朋友来往；集中注意困难，难以完成复杂的任务；逐渐精神和身体产生损伤，体重减轻或者增加，常患慢性病等。

应用照料者负担量表（ZBI）对阿尔茨海默病患者的照料者在患者接受社区管理前后分别进行评估。ZBI 量表有 4 个维度，包括照料者健康情况、精神状态、经济、社会生活，共 22 个条目，每道题分值是 0 ~ 4 分。总分为 21 ~ 40 分表示无负担或轻度负担，41 ~ 60 分表示有中到重度负担。此量表内容涉及照料者的身体和心理、社交负担和经济负担，全面评估照料者的负担，是目前国内研究者使用最多的一个量表。

三、照料者的培训

在疾病诊断初期有针对性地向家属或照料者进行疾病知识和照料技能的宣教和培训，可以避免其在照料中走弯路。照料者对疾病有深刻的把握和了解，掌握科学、有效的照料技术和手段，可以大大减轻照料者的身心劳累，从而减轻照料者的精神负担。

所以，开展对照料者知识和技能的培训很有必要。

1．培训内容　包括药物治疗的注意事项、居家的非药物干预方法、居家照料技术指导、居家环境设置的建议等。

2．培训的形式和组织实施　由疾控系统、医院和社区共同组织对照料者的培训。培训形式可以既有专家授课、也应该有现场操作和练习。

3．培训时间和次数　在患者管理期间至少开展两期的照料者培训，每期至少2个小时。

四、给照料者的支持建议

家庭照料者是痴呆患者居家照料护理的主心骨和根本保障。痴呆患者的照护是一个长期而艰巨的任务，要想为痴呆患者提供一个相对良好的照护支持，照料者首先应该要得到充分的保护和支持。在此，我们为家庭照料者梳理了有助于照料者增强自我保护和赋能的建议。

（一）积极构建患者和自己的社会支持网络

"天助自助者"，这句古老的西方谚语值得所有的照料者铭记。照料者要主动表达出自己的支持需求，积极发掘和调动自己身边的支持资源，为自己的照料减压和增加支持。

1．家人资源　让家庭成员尽可能地参与进来，承担起照料责任，不要自己一个人承担太多的照料责任。把照料的事务分解到大家的身上，必要时给自己放个假，让自己得到喘息和放松。

2．朋友资源　保持和朋友们的社交和交流，和他们分享你的照料压力和感受，不要因为照料患者而封闭和断绝与朋友的交往。可能的时候邀请朋友来家里，或者走出去参加朋友的聚会，都有助于缓解自己的压力，并感受到支持和接纳。

3．社区资源　让熟识的邻居和社区志愿者、社区工作者们了解你的处境，并主动表达帮助和支持的需求，可能的情况下带领患者参与和融入社会活动，也是非常不错的释放照护压力的有效举措。

4．专业资源　和社区医生、患者主治医生、照料机构中的专业人士、律师等保持通畅的信息沟通，主动告知患者的症状、自己照护方面的困境及经验等，获得他们的指导和支持。

5．政府资源　随着我国养老服务体系的逐步完善和发展，政府部门日益重视对认知障碍老年人专业照护服务机构的培育和扶持，如北京、上海、浙江、山东、广东、四川等不少省市都出台了相关政策措施。照料者应当有意识地主动向当地的民政及卫生健康部门询问了解当地实施的针对认知障碍老年人的支持扶助政策和措施，充分利用这些公共的正式支持资源来改善和提升患者及自己的生活品质。

（二）关照好自己，保障自己的身心健康

照料者要肯定自己的心理压力，不要觉得不好意思，将自己的压力和困难向其他家人或朋友倾诉和交流，以获取家人或朋友的帮助；照料者也要定期接受健康检查以及心理负担的评估，如果发现自己压力过大，要及时进行调整甚至寻求专业的帮助。

1. 规律作息　尽量调整患者和自己有相对规律的饮食起居，特别是保障相对充足的睡眠非常重要。在患者休息或有人照看的时间内，补觉或放空。

2. 保持锻炼　坚持简易、规律的体育锻炼，有研究显示，每天坚持走 3.2 km 的人，认知障碍的风险会大大降低，身心健康状况也显著改善；随时做一些简单的身体活动，如深呼吸、冥想、简易瑜伽伸展动作、太极拳、平衡训练等，这些活动也可以带领患者一起练习。

3. 坚持爱好　投入自己感兴趣的爱好可以帮助我们从令人懊恼的照料重压下短暂地解脱，这非常重要。相关研究显示，拥有自己兴趣爱好的人，罹患各类心理疾病、包括认知障碍的风险要显著低于没有兴趣爱好的人。

4. 开放心态　对有助于帮助自己缓解照料压力的新技术、新产品、新服务保持开放心态，不要故步自封，一味排斥。这些信息可以从新闻、认知障碍的相关专业机构、有经验的照料者、专业人士等渠道获取。

5. 认可自己　痴呆患者的照料非常艰难，会出现各种问题，并且由于病程发展的不可逆性，患者无论得到多么精心尽力的照料都会不可避免地逐渐退化。对此照料者对于自己的付出应给予认可和肯定，而不应苛责自己没有做到尽善尽美，进而否认自己的照料价值。

6. 组建互助团体　加入或组建照料者互助团体或线上交流群，不仅可以讨论照料上的问题及寻求解决方法，彼此提供有益的信息，还可以获得情感上的认同和支持。

7. 寻找喘息服务　喘息服务是指聘请专业人员到家中照料患者，或是把患者接到养老院照看，这可以为痴呆老年人的照料者提供临时休息的机会，同时又可以让痴呆老年人在一个安全的环境接受护理。当照料者有其他事务或自己生病不能照顾痴呆老年人时，它可为痴呆老年人提供暂时性的上门照顾或托管服务，为照料者提供短期休息和放松机会，避免精力和体力耗尽。喘息照顾的形式多样，可由朋友、其他家庭成员、志愿者或有偿服务者在家里为痴呆老年人提供照顾服务；也可以由社区的照顾机构，如日间照顾中心或养老院等提供短期照顾服务。无论是哪种喘息服务，服务提供方的照料人员都要对疾病常识和患者的基本情况有全面的了解和掌握，遇到任何情况及时与家属或医生联系。

（三）提前准备，从容面临突发风险和事故

痴呆患者可能会面临各种突发的风险和问题，照料者应该及早对患者的重要证件、信息、法律文书资料等进行认真的整理并存放到安全的地方，以备不时之需。

1. 身份信息　患者身份证件、户口簿、结婚证、医疗卡、社保卡。

2. 健康信息　血型、过敏情况、常用药品、相关诊断和病历、家庭医生诊疗情况、定点医疗机构就诊情况等。

3. 资产信息　工资卡、银行存单及账户（包括密码）、房产证、重要固定资产证照、股票基金账户（包括密码）、借款欠款凭证等。

4．私人物品　照料者应尽早协助患者整理好其珍视和有重要意义的私人物品，如日记、照片、信件等对患者有特殊意义的物品等，这些物品有助于了解患者的生活经历，常常也是照料者与患者保持沟通交流的重要通道和工具。

5．社会关系　重要亲朋故友、原单位、对患者有特殊意义和价值的组织机构等的联络方式等。

（四）保持沟通、减少照料冲突与矛盾

痴呆老年人随着病情的发展，沟通能力受到影响，会因为表达不清楚使需要得不到及时满足，或自己表达的内容不被人理解产生失望、自卑、忧郁的情绪，甚至出现行为问题。照护人员要关注痴呆老年人行为背后的心理需求和动机，用恰当的沟通方式与患者沟通交流，使其需要得到关照和纾解。

1．语言沟通的技巧及运用

（1）认可肯定：在与患者沟通时，应耐心倾听，对患者表达的需要、情绪和感受给予肯定；及时对老年人在照护上的配合给予肯定赞赏，传递积极正向的信息和情绪。

（2）释义技巧：沟通时，注意语速，并重复表达自己对患者的理解，确保患者与自己的理解一致，促进有效沟通。当患者表达得不是很清楚时，多做一些推理和尝试，帮助患者在沟通中减少挫败感。

（3）中断技巧：在与患者沟通遇到障碍时，可以用转移注意力、切换话题等不同方式中断交流；中断之前对患者说的话有一个反馈，让患者知道你听到他表达的内容。

（4）提问技巧：认知功能较好的患者，可多用开放式提问，引导和刺激患者的回忆和言语功能；认知功能较差的患者，则可以用是否、有无、对错之类的封闭式的简单问题，鼓励老年人做出回应，避免给患者带来挫败感。

2．非语言的沟通技巧和运用

（1）身体语言沟通：倾听患者说话时，身体前倾，正面接近患者，面带微笑或根据沟通内容与患者情绪共情、共鸣；视线与患者平行、目光自然温和与患者接触，要尽量注视患者的眼睛；通过适当手部、背部、腿部等抚触，让患者觉得他们与外界还有联结和交流。

（2）其他材料的使用：与患者的沟通和交流可以借助日常生活中的许多物品，采取灵活多样的信息和感情传递与沟通。较为常见的方式方法有：①利用个人家庭相册，协助患者回忆或利用家人提供的线索，和患者讲照片故事；②利用怀旧物件，最大限度引导患者进入自己安全舒服的环境，促进其与他人交流；③用音乐、绘画、手工等艺术活动，促进患者情绪纾解与表达、增强社交关系、提升认知功能训练。

第十章　社区管理活动的评估

一、目的

通过评估，及时发现实施过程中出现的问题并予以解决，保证管理工作按计划顺利完成，以达到阿尔茨海默病社区随访管理的工作目标和效果。

二、评估和指标

（一）过程评估

主要评估阿尔茨海默病社区管理工作的执行情况，包括实施机构与相关人员对管理方案实施的可行性、可及性、有效性、安全性等的评价以及阿尔茨海默病患者及照料者的满意程度。主要指标有：

1. 随访管理覆盖情况

（1）阿尔茨海默病患者管理率

$$管理率 = \frac{接受管理的患者人数}{符合社区管理标准的患者人数} \times 100\%$$

（2）阿尔茨海默病患者规范管理率

$$规范管理率 = \frac{完成管理的患者人数}{接受社区管理的患者人数} \times 100\%$$

2. 参与社区管理的业务人员培训情况

（1）业务人员培训率

$$业务人员培训率 = \frac{接受培训的业务人员人数}{参与社区管理的业务人员总人数} \times 100\%$$

（2）培训合格率

$$培训合格率 = \frac{接受培训的人员中考核合格的人数}{接受培训的人数} \times 100\%$$

3．管理活动执行情况

（1）患者评估完成情况

$$管理前评估完成率 = \frac{完成管理前评估的患者人数}{符合社区管理标准的患者人数} \times 100\%$$

$$管理后评估完成率 = \frac{完成管理后评估的患者人数}{接受社区管理的患者人数} \times 100\%$$

（2）家庭随访完成率

$$家庭随访完成率 = \frac{完成家庭随访规定任务的患者人数}{接受社区管理的患者人数} \times 100\%$$

（3）社区干预完成情况

$$人均运动训练参加次数 = \frac{参加运动训练的总人次数}{完成社区管理的患者人数}$$

$$人均益智活动参加次数 = \frac{参加益智活动的总人次数}{完成社区管理的患者人数}$$

$$人均怀旧疗法参加次数 = \frac{参加怀旧疗法总人次数}{完成社区管理的患者人数}$$

$$照料者培训覆盖率 = \frac{照料者或家庭至少参加过一次培训的患者人数}{接受管理的患者人数} \times 100\%$$

4．满意情况

（1）业务人员满意度

$$业务人员满意度 = \frac{对本工作满意的业务人员人数}{参与社区管理的业务人员总人数} \times 100\%$$

（2）患者满意度

$$患者满意度 = \frac{对管理工作满意的患者人数}{完成社区管理的患者人数} \times 100\%$$

（3）照料者满意度

$$照料者满意度 = \frac{对管理工作满意的照料者人数}{完成社区管理的照料者人数} \times 100\%$$

（二）效果评价

主要评价社区阿尔茨海默病防治的近期效果和远期效果。主要指标有：

1．患者规律服药率

$$患者规律服药率 = \frac{规律服药的患者人数}{社区管理患者中需要药物治疗的患者人数} \times 100\%$$

2．患者认知功能的变化　管理前后 MMSE 分值的变化情况。

3．患者日常生活活动能力的变化　管理前后日常生活活动能力量表（ADL/IADL）分值的变化情况。

4．患者生活质量的变化　管理前后阿尔茨海默病生命质量测评量表分值的变化情况。

5．照料者负担的改变　管理前后照料者负担量表（ZBI）分值的变化情况。

附 录　阿尔茨海默病社区管理随访手册

附录 1　管理对象基本情况

姓名：＿＿＿＿＿＿＿　性别：○ 男　○ 女　年龄：＿＿＿＿＿＿

家庭住址：＿＿＿＿＿＿＿＿＿＿＿＿＿＿＿＿＿

联系电话：＿＿＿＿＿＿＿　联系人：＿＿＿＿＿＿

诊断：＿＿＿＿＿＿＿　诊断医疗机构：＿＿＿＿＿＿

诊断日期：＿＿＿＿＿＿＿　年，或＿＿＿＿＿＿岁

主要症状：＿＿＿＿＿＿＿＿＿＿＿＿＿＿＿＿＿＿＿＿＿＿＿＿

医嘱药物：＿＿＿＿＿＿＿＿＿＿＿＿＿＿＿＿＿＿＿＿＿＿＿＿

是否签署知情同意书？○ 是　○ 否

管理机构：＿＿＿＿＿＿＿　项目负责人：＿＿＿＿＿＿

接受管理日期：起始＿＿＿＿＿＿年＿＿＿＿＿月＿＿＿＿日

　　　　　　　结束＿＿＿＿＿＿年＿＿＿＿＿月＿＿＿＿日

其他特别说明：

手册填写注意事项

本手册应由专人保管，避免遗失！填写务必清晰、准确。

第一步：社区管理前评估

参照和使用附录 5"评估量表及使用说明"完成评估，并填写附录 2"社区随访管理前评估"中各部分内容。

第二步：确定管理对象

完成评估后，如患者符合社区管理标准并愿意接受管理，则正式纳入管理并完成**知情同意书**。社区管理标准如下：

1．病程分级为轻中度的（轻度，MMSE 得分为 20 ~ 25，CDR=1；中度，MMSE 得分为 10 ~ 19，CDR=2。如果 MMSE 和 CDR 冲突，由医生来对患者进行整体评估后确定严重程度）。

2．日常生活活动能力（ADL）评估结果为完全自理或轻度依赖的。

3．GDS-15 评估结果为无抑郁或可能抑郁的。

4．不在其他重大疾病急性期或恢复期。

第三步：社区随访管理

在 6 个月的管理期间依次填写和完成附录 3 的"社区随访管理"中各部分内容。

第四步：社区管理后评估

完成 6 个月的社区管理工作之后，再参照和使用附录 5"评估量表及使用说明"完成评估，并填写附录 4"社区随访管理后评估"中各部分内容。

照料者的定义：指执行大多数的照顾活动至少 3 个月或者在问卷调查前 1 个月中每个星期至少与患者有 4 次接触。

附录2　社区随访管理前评估

社区随访管理前评估应填写附表 2-1、附表 2-2。

附表2-1　患者评估

评估日期　□□□□年　□□月□□日	
评估医生 _____　　评估医生 _____	
目前是否患有重大疾病或正在急性病恢复期？	0　否 1　是
简易精神状态检查量表得分	___分
临床痴呆评定量表得分	___分
阿尔茨海默病生命质量测评量表（患者自评版）得分	___分
阿尔茨海默病生命质量测评量表（照料者他评版）得分	___分
神经精神问卷得分	___分
老年抑郁量表得分	___分
日常生活活动能力量表得分	0 完全自理 1 轻度依赖 2 中度依赖 3 重度依赖
是否有医嘱需服药治疗（AD）？	0　否 1　是
是否在遵医嘱服药治疗（AD）？	0　否 1　是
是否适合社区管理?	0　否 1　是

附表2-2　照料者评估

（主要照料者：指执行大多数的照顾活动至少 3 个月）

您与患者的关系是什么？	1 配偶 2 子女（含儿媳、女婿） 3 兄弟姐妹 4 保姆 5 其他
您是否同患者住在一起？	0 否 1 是
您是否还在工作？	0 不工作 1 非全职工作 2 全职工作
您照料患者有几年了？	＿＿＿ 年
您每周照料患者几天？	＿＿＿ 天
您每天照料患者几个小时？	＿＿＿ 小时
是否还有其他人帮忙照料患者？	0 否 1 是
您是否了解老年性痴呆的治疗或护理等方面的知识？	0 不了解 1 了解一些 2 了解很多
您在照料患者过程中面临的最大问题是什么？	1 经济负担 2 心理压力 3 缺乏照护技术指导 4 生活质量下降 5 自身健康状况下降 6 家庭关系紧张
您觉得是否有必要接受照料知识与技能培训？	0 否 1 是
照料者负担量表得分	＿＿＿分

附录 3 社区随访管理

社区随访管理时填写附表 3-1、附表 3-2、附表 3-3。

附表3-1 家庭随访记录表

第一次随访

日期：_____ 地点：入户_____ 社区_____

人员：疾控_____ 社区_____ 医院_____ 其他_____

药物治疗及症状变化情况		
药物服用	0 没有 1 按医嘱服用	
症状变化	0 没有 1 有改善 2 有加重	
非药物干预		
生活自理能力训练	____次 / 周	每次____分钟
认知训练	____次 / 周	每次____分钟
运动训练	____次 / 周	每次____分钟
音乐疗法	____次 / 周	每次____分钟
怀旧疗法	____次 / 周	每次____分钟
光照疗法	____次 / 周	每次____分钟

随访备注：

第二次随访

日期：_____ 地点：入户_____ 社区_____

人员：疾控_____ 社区_____ 医院_____ 其他_____

药物治疗及症状变化情况		
药物服用	0 没有 1 按医嘱服用	
症状变化	0 没有 1 有改善 2 有加重	
非药物干预		
生活自理能力训练	____次 / 周	每次____分钟
认知训练	____次 / 周	每次____分钟
运动训练	____次 / 周	每次____分钟
音乐疗法	____次 / 周	每次____分钟
怀旧疗法	____次 / 周	每次____分钟
光照疗法	____次 / 周	每次____分钟

随访备注：

第三次随访

日期：_____ 地点：入户_____ 社区_____

人员：疾控_____ 社区_____ 医院_____ 其他_____

药物治疗及症状变化情况		
药物服用	0 没有　1 按医嘱服用	
症状变化	0 没有　1 有改善　2 有加重	

非药物干预		
生活自理能力训练	＿＿次/周	每次＿＿分钟
认知训练	＿＿次/周	每次＿＿分钟
运动训练	＿＿次/周	每次＿＿分钟
音乐疗法	＿＿次/周	每次＿＿分钟
怀旧疗法	＿＿次/周	每次＿＿分钟
光照疗法	＿＿次/周	每次＿＿分钟

随访备注：

第四次随访

日期：＿＿＿＿　地点：入户＿＿＿＿　社区＿＿＿＿

人员：疾控＿＿＿＿　社区＿＿＿＿　医院＿＿＿＿　其他＿＿＿＿

药物治疗及症状变化情况		
药物服用	0 没有　1 按医嘱服用	
症状变化	0 没有　1 有改善　2 有加重	

非药物干预		
生活自理能力训练	＿＿次/周	每次＿＿分钟
认知训练	＿＿次/周	每次＿＿分钟
运动训练	＿＿次/周	每次＿＿分钟
音乐疗法	＿＿次/周	每次＿＿分钟
怀旧疗法	＿＿次/周	每次＿＿分钟
光照疗法	＿＿次/周	每次＿＿分钟

随访备注：

第五次随访

日期：＿＿＿＿　地点：入户＿＿＿＿　社区＿＿＿＿

人员：疾控＿＿＿＿　社区＿＿＿＿　医院＿＿＿＿　其他＿＿＿＿

药物治疗及症状变化情况		
药物服用	0 没有　1 按医嘱服用	
症状变化	0 没有　1 有改善　2 有加重	

非药物干预		
生活自理能力训练	＿＿次/周	每次＿＿分钟
认知训练	＿＿次/周	每次＿＿分钟
运动训练	＿＿次/周	每次＿＿分钟
音乐疗法	＿＿次/周	每次＿＿分钟
怀旧疗法	＿＿次/周	每次＿＿分钟
光照疗法	＿＿次/周	每次＿＿分钟

随访备注：

第六次随访

日期：_____　地点：入户_____　社区_____

人员：疾控_____　社区_____　医院_____　其他_____

药物治疗及症状变化情况		
药物服用	0没有　1按医嘱服用	
症状变化	0没有　1有改善　2有加重	

非药物干预		
生活自理能力训练	____次 / 周	每次____分钟
认知训练	____次 / 周	每次____分钟
运动训练	____次 / 周	每次____分钟
音乐疗法	____次 / 周	每次____分钟
怀旧疗法	____次 / 周	每次____分钟
光照疗法	____次 / 周	每次____分钟

随访备注：

附表3-2　社区干预记录表

第一次干预

日期：_____　地点：入户_____　社区_____

人员：疾控_____　社区_____　医院_____　其他_____

非药物干预（开展情况）		
运动训练	0否　1是	每次____分钟
益智活动	0否　1是	每次____分钟
怀旧疗法	0否　1是	每次____分钟

随访备注：

第二次干预

日期：_____　地点：入户_____　社区_____

人员：疾控_____　社区_____　医院_____　其他_____

非药物干预（开展情况）		
运动训练	0否　1是	每次____分钟
益智活动	0否　1是	每次____分钟
怀旧疗法	0否　1是	每次____分钟

随访备注：

续表

第三次干预

日期：_____　地点：入户_____　社区_____

人员：疾控_____　社区_____　医院_____　其他_____

非药物干预（开展情况）		
运动训练	0 否　1 是	每次____分钟
益智活动	0 否　1 是	每次____分钟
怀旧疗法	0 否　1 是	每次____分钟

随访备注：

第四次干预

日期：_____　地点：入户_____　社区_____

人员：疾控_____　社区_____　医院_____　其他_____

非药物干预（开展情况）		
运动训练	0 否　1 是	每次____分钟
益智活动	0 否　1 是	每次____分钟
怀旧疗法	0 否　1 是	每次____分钟

随访备注：

附表3-3　照料者培训记录表

第一次照料者培训

日期：_____　参加人数：_____

人员：疾控_____　社区_____　医院_____　其他_____

授课人员	授课内容

随访备注：

续表

第二次照料者培训

　日期：_____　参加人数：_____

　人员：疾控_____　社区_____　医院_____　其他_____

授课人员	授课内容

随访备注：

附录4 社区随访管理后评估

社区随访管理后评估时填写附表4-1、附表4-2。

附表4-1 患者评估

评估日期 □□□□年 □□月□□日	
评估医生 _____ 评估医生 _____	
目前是否患有重大疾病或正在急性病恢复期?	0 否 1 是
简易精神状态检查量表得分	____分
临床痴呆评定量表得分	____分
阿尔茨海默病生命质量测评量表（患者自评版）得分	____分
阿尔茨海默病生命质量测评量表（照料者他评版）得分	____分
神经精神问卷得分	____分
老年抑郁量表得分	____分
日常生活活动能力量表得分	0 完全自理 1 轻度依赖 2 中度依赖 3 重度依赖
是否有医嘱需服药治疗（AD）?	0 否 1 是
是否在遵医嘱服药治疗（AD）?	0 否 1 是

附表4-2　照料者评估

您与患者的关系是什么?	1 配偶 2 子女（含儿媳、女婿） 3 兄弟姐妹 4 保姆 5 其他
您照顾患者有几年了?	＿＿＿年
您每周照顾患者几天?	＿＿＿天
您每天照顾患者几个小时?	＿＿＿小时
您是否接受过社区培训?	0 否 1 是
您对社区管理活动还满意吗?	0 不满意 1 基本满意 2 非常满意
照料者负担量表得分	＿＿＿分

附录 5 评估量表及使用说明

附表 5-1 至附表 5-8 都是经常使用的阿尔茨海默病评定量表，下附量表和使用说明。

附表5-1 临床痴呆评定量表（CDR）

项目	无痴呆 CDR=0	可疑痴呆 CDR=0.5	轻度痴呆 CDR=1	中度痴呆 CDR=2	重度痴呆 CDR=3
记忆力（M）	无记忆力缺损或只有轻度不恒定的健忘	轻度、持续的健忘，对事情能部分回忆，属"良性"健忘	中度记忆缺损；对近事遗忘突出，有碍日常活动的记忆缺损	严重记忆缺损；能记住过去非常熟悉的事情，新材料则很快遗忘	严重记忆丧失，仅存片断的记忆
定向力	能完全正确定向	除时间定向有轻微困难外，能完全正确定向	时间定向有中度困难，对检查的地点能定向，在其他地点可能有地理性失定向	时间定向有严重困难，通常对时间不能定向，常有地点失定向	仅有人物定向
判断力+解决问题能力	能很好解决日常问题、处理职业事务和财务，判断力良好，与过去的水平相同	在解决问题、判别事物间的异同点方面有轻微缺损	在解决问题、判别事物间的异同点方面有中度困难，社会判断力通常保存	在解决问题、判别事物间的异同点方面有严重损害，社会判断力通常受损	不能做出判断，或不能解决问题
社会事务	在工作、购物、志愿者和社会团体方面独立的水平与过去相同	在这些活动方面有轻微损害	虽然可能还参加但已不能独立进行这些活动；偶尔检查是正常	不能独立进行室外活动；但可被带到室外活动	不能独立进行室外活动，病重得不能被带到室外活动
家庭+爱好	家庭生活、爱好和需用智力的兴趣均很好保持	家庭生活、爱好和需用智力的兴趣轻微受损	存在家庭活动轻度障碍，放弃难度大的家务，以及复杂的爱好和兴趣	仅能做简单家务，兴趣保持的范围和水平都非常有限	丧失有意义的家庭活动

续表

个人料理	完全有能力自我照料	完全有能力自我照料	需要督促	在穿着、卫生、个人财务保管方面需要帮助	个人料理需要很多帮助，经常二便失禁
记忆力	☐	☐	☐	☐	☐
定向力	☐	☐	☐	☐	☐
判断力+解决问题能力	☐	☐	☐	☐	☐
社会事务	☐	☐	☐	☐	☐
家庭+爱好	☐	☐	☐	☐	☐
个人料理	☐	☐	☐	☐	☐

　　该量表是医生通过从与患者和其家属交谈中获得信息，加以提炼，完成对患者认知受损程度的评估，继而快速评定患者病情的严重程度。评定的领域包括记忆、定向力、判断与解决问题的能力、工作和社会交往能力、家庭生活和个人业余爱好、独立生活自理能力。在以上 6 项功能的每一个方面分别做出从无损害到重度损害的五级评估，但每项功能的得分不叠加，而是根据总的评分标准将 6 项能力的评定综合成一个总分，其结果以 0、0.5、1、2、3 分表示，分别将痴呆状态判定为无痴呆、可疑痴呆、轻度痴呆、中度痴呆、重度痴呆 5 级。

评分办法

记忆力（M）是主要项目，其他是次要项目。

1. 如果至少 3 个次要项目计分与记忆计分相同，则 CDR = M。

2. 当 3 个或以上次要项目计分高于或低于记忆力计分时，CDR = 多数次要项目的分值。

3. 当 3 个次要项目计分在 M 的一侧，2 个次要项目计分在 M 的另一侧时，CDR = M。

4. 如果 M = 0，CDR = 0，除非在 2 个或以上次要项目存在损害（0.5 或以上），CDR = 0.5。

5. 当 M = 0.5 时，CDR 不能为 0，只能是 0.5 或 1。如果至少有 3 个其他项目计分为 1 或以上，则 CDR = 1。

特殊情况

1. 次要项目集中在 M 一侧时，选择离 M 最近的计分为 CDR 得分（例，M 和一个次要项目得分为 3，2 个次要项目得分为 2，2 个次要项目得分为 1，则 CDR = 2）。

2. 当只有 1 个或 2 个次要项目与 M 分值相同时，只要不超过 2 个次要项目在 M

的另一边，CDR = M。

3．当 M = 1 或以上，则 CDR 不能为 0。在这种情况下，当次要项目大多数为 0 时，CDR = 0.5。

附表5-2　简易精神状态检查量表（MMSE）

得分：□□

	访员：下面我问您的这些问题，是想对您的记忆力情况做下检查。				
M1	请您告诉我今年的年份？	1	正确	0	错误
M2	现在是什么季节？	1	正确	0	错误
M3	今天是几号？	1	正确	0	错误
M4	今天是星期几？	1	正确	0	错误
M5	现在是几月份？	1	正确	0	错误
M6	您现在住在哪一省（市）？	1	正确	0	错误
M7	您现在住在哪一县（区）？	1	正确	0	错误
M8	您现在住在哪一乡（镇、街道）？	1	正确	0	错误
M9	您现在是在哪一层楼上？	1	正确	0	错误
M10	这里是什么地方？	1	正确	0	错误

访员：现在我要说 3 样东西的名称，我讲完之后，请您**重复说一遍**，并好好记住这三样东西，因为过一会儿我还要再问您。**皮球、国旗、树木**（语速控制在每个名称约 1 秒）。

M11	皮球	1	正确	0	错误
M12	国旗	1	正确	0	错误
M13	树木	1	正确	0	错误

访员：现在请您从 100 开始减去 7，然后从所得的数目再减去 7，这样一直连续算下去，把每一个答案都告诉我，直到我说**停**为止（访员不要做提示）。

M14	100 − 7 是多少？	1	正确	0	错误
M15	− 7	1	正确	0	错误
M16	− 7	1	正确	0	错误
M17	− 7	1	正确	0	错误
M18	− 7	1	正确	0	错误

访员：现在请您告诉我，刚才我要您记住的那三样东西是什么？

M19	皮球	1	正确	0	错误
M20	国旗	1	正确	0	错误

续表

| M21 | 树木 | 1 | 正确 | 0 | 错误 |

访员：（分别拿出你的手表和铅笔）请问这是什么？

| M22 | 手表 | 1 | 正确 | 0 | 错误 |
| M23 | 铅笔 | 1 | 正确 | 0 | 错误 |

访员：现在我要说一句话，请您重复一遍，这句话是**四十四只石狮子**

| M24 | 四十四只石狮子 | 1 | 正确 | 0 | 错误 |

访员：请您读出屏幕上的这句话，并照着这句话去做。屏幕上的话是"闭上你的眼睛"。

| M25 | 读出并闭眼睛 | 1 | 正确 | 0 | 错误 |

访员：（递给被访者一张空白纸，不要重复说明，也不要示范）请用您的右手拿这张纸，再双手把纸对折，然后将纸放在大腿上。

M26	用右手拿纸	1	正确	0	错误
M27	将纸对折	1	正确	0	错误
M28	放在大腿上	1	正确	0	错误

访员：请您说一句完整的、有意义的句子（句子必须有主语和谓语）。

| M29 | 句子 | 1 | 正确 | 0 | 错误 |

访员：（递给被访者纸和笔，让受访者照着这张图画出来）
这是一张图，请您在这张纸上照样把它画出来。

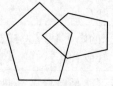

| M30 | 画的图 | 1 | 正确 | 0 | 错误 |

量表使用说明：

　　要向被访者直接询问。在社区调查过程中不要让其他人干扰检查，老年人容易灰心或放弃，应注意鼓励。一次检查需 5 ～ 10 分钟。

　　1．问题 3 ～ 4，差一天可计正确。

　　2．问题 11 ～ 13，只允许访员讲一遍。不要求受试者按物品次序回答。如第一遍有错误，先计分；然后，再告诉被访者错在哪里，并再请他回忆，直至正确。但最多只能"学习"5 次。

　　3．问题 14 ～ 18 为临床上常用的"连续减 7 测验"，同时检查被访者的注意力，故不要重复被访者的答案。每错一次扣一分。不得用笔算。

4．问题 26 ~ 28，操作要求次序准确。

5．问题 30，画的图正确的标准是两个五边形的图案，交叉处形成一个小四边形。

附表5-3　阿尔茨海默病生命质量测评量表（患者自评版）

得分：□□

指导语：当您想到您的人生，它有各个层面，如身体健康状况、精力、家庭状况、经济及其他。我将请您评估您对生活各个层面的现状有何感觉，差、一般、好、非常好（请访员按照标准指导语进行访问，圈出答案）。

1．您觉得自己的身体健康状况如何？您认为是差、一般、好或者非常好？	1．差　　2．一般 3．好　　4．非常好
2．您觉得自己的精力如何？您认为是差、一般、好或者非常好（如果被访者说有些日子觉得精力比较好，请他评估最近大多时候的精力如何）？	1．差　　2．一般 3．好　　4．非常好
3．您最近的情绪如何？心情是否开朗，还是感觉心情低落？您认为是差、一般、好或者非常好？	1．差　　2．一般 3．好　　4．非常好
4．您现在的居住环境呢？您觉得您现在住的地方如何？您认为是差、一般、好或者非常好？	1．差　　2．一般 3．好　　4．非常好
5．您的记忆力呢？您认为是差、一般、好或者非常好？	1．差　　2．一般 3．好　　4．非常好
6．您的家庭状况和您与家人的关系如何？您认为是差、一般、好或者非常好？	1．差　　2．一般 3．好　　4．非常好
7．您觉得您的婚姻状况怎样？您和配偶的关系如何？您认为是差、一般、好或者非常好？	1．差　　2．一般 3．好　　4．非常好

有些被访者可能是单身、丧偶或离婚者。在这种情况下，要求他们说出对他们最至亲的人的感受，无论这个人是家庭成员还是朋友。如果有专门照顾他的家庭成员，就问他和这个人的关系如何。如果没有适当的人选，或被访者表示不确定，请将项目列为空缺。如果被访者评估的对象不是配偶，请注明并在评语栏记录他们之间的关系。

8．您会怎样形容您目前和朋友之间的关系 / 友情？您认为是差、一般、好或者非常好？如果参加者回答说他们没有朋友，或朋友都已经过世，请继续探查。除了您的家人以外，您有其他您喜欢和他一起相处的人吗？您会称他为朋友吗？（如果被访者仍然回答说他没有朋友，就问"您对没有朋友的现状感觉如何，差、一般、好或者非常好？"）	1．差　　2．一般 3．好　　4．非常好
9．您对自己的感觉如何？当您想到自己的整体状况和各个方面的状况，您认为是差、一般、好或者非常好？	1．差　　2．一般 3．好　　4．非常好
10．您觉得自己做家务的能力或做其他您必须做的事情的能力如何？您认为是差、一般、好或者非常好？	1．差　　2．一般 3．好　　4．非常好

续表

11．您进行自己所享受的娱乐活动的能力又如何呢？您认为是差、一般、好或者非常好？	1．差　　2．一般 3．好　　4．非常好
12．您觉得您现在的经济状况如何？您认为是差、一般、好或者非常好？如果被访者有所犹豫，解释您并不想知道他们的钱财状况（有多少钱），只想了解他们的感受。	1．差　　2．一般 3．好　　4．非常好
13．总的来说，您会怎样形容您的人生？总的来说，您对自己人生的整体状况的感觉如何？您认为是差、一般、好或者非常好？	1．差　　2．一般 3．好　　4．非常好

评语：_____

量表使用说明：

1．在任何情况下访员都不应该提议任何一个答案，要将每个具体答案选项清楚地读给被访者，让被访者自己从 4 个答案中挑选出 1 个。

2．如果被访者的答案一律相同，或显示其有不明白之处，访员向其做进一步的了解。

3．如果被访者对某个 / 某些项目无法做出选择，请在评语栏上注明。如果被访者无法理解或回答两个或以上的项目，访员可以停止这个测试，但请在评语栏上注明。

QOL 的计分说明：

每个项目的计分方式如下：差为 1 分，一般为 2 分，好为 3 分，非常好为 4 分。

总分是将 13 个项目的分数的总和。

附表5-4　阿尔茨海默病生命质量测评量表（照料者他评版）

得分：□□

指导语：以下是一些有关您亲属目前（例：过去几个星期内）的生活质量的问题。请您用下面的4个词语：差、一般、好或非常好来评估您亲属目前的生活质量。

1．您觉得您亲属的身体健康状况如何？	1．差　2．一般　3．好　4．非常好
2．您觉得您亲属最近大多时候的精力如何？	1．差　2．一般　3．好　4．非常好
3．您觉得您亲属最近的情绪如何？心情是否开朗，还是感觉心情低落？	1．差　2．一般　3．好　4．非常好
4．您觉得您亲属现在的居住环境如何？	1．差　2．一般　3．好　4．非常好
5．您觉得您亲属的记忆力如何？	1．差　2．一般　3．好　4．非常好
6．您觉得您亲属与家人的关系如何？	1．差　2．一般　3．好　4．非常好
7．您觉得您亲属的婚姻状况怎样？和配偶的关系如何？	1．差　2．一般　3．好　4．非常好

有些参加者可能是单身、丧偶或离婚者。在这种情况下，要求他们说出对他们最至亲的人的感受，无论这个人是一位家庭成员或朋友。如果有专门照顾他的家庭成员，就问他和这个人的关系如何。如果没有适当的人选，或参加者表示不确定，请将项目列为空缺。如果参加者评估的对象不是配偶，请注明并在评语栏记录他们之间的关系。

8．您觉得您家属与朋友之间的关系如何？	1．差　2．一般　3．好　4．非常好
9．您觉得您家属对他自己的感觉如何？	1．差　2．一般　3．好　4．非常好
10．您觉得您家属做家务的能力或做其他必须做的事情的能力如何？	1．差　2．一般　3．好　4．非常好
11．您觉得您家属享受娱乐活动的能力又如何呢？	1．差　2．一般　3．好　4．非常好
12．您觉得您家属现在的经济状况如何？	1．差　2．一般　3．好　4．非常好
13．总的来说，您对您家属人生的整体状况感觉如何？	1．差　2．一般　3．好　4．非常好

评语：_____

附表5-5　神经精神问卷（NPI）

量表使用说明： 由照料者回答，每个项目有几个筛查性问题，如果回答"否"则进行下一项目，如果回答"是"则需评定过去4周内的症状及给照料者带来苦恼的程度。请先做完后面12个神经精神科项目后，再填写该表格。

项目	是否存在： 0否 1是 2不适用	频度： 1偶尔（每周小于一次） 2经常（每周约一次） 3频繁（每周数次，但不是每天） 4非常频繁（每天一次或数次）	严重程度： 1轻度（对患者几乎没有造成困扰） 2中度（对患者造成较多困扰，但照料者能改变患者行为） 3重度（患者的障碍大，行为难以改变）	该项得分： 频度×严重程度	该症状给照料者带来的苦恼程度： 0没有 1轻微 2轻度 3中度 4重度 5很重或极重
妄想	0 1 2	1 2 3 4	1 2 3		0 1 2 3 4 5
幻觉	0 1 2	1 2 3 4	1 2 3		0 1 2 3 4 5
激越/攻击	0 1 2	1 2 3 4	1 2 3		0 1 2 3 4 5
抑郁/心境恶劣	0 1 2	1 2 3 4	1 2 3		0 1 2 3 4 5
焦虑	0 1 2	1 2 3 4	1 2 3		0 1 2 3 4 5
情感高涨/欣快	0 1 2	1 2 3 4	1 2 3		0 1 2 3 4 5
情感淡漠/漠不关心	0 1 2	1 2 3 4	1 2 3		0 1 2 3 4 5
脱抑制	0 1 2	1 2 3 4	1 2 3		0 1 2 3 4 5
易激惹/情绪不稳	0 1 2	1 2 3 4	1 2 3		0 1 2 3 4 5
异常行为活动	0 1 2	1 2 3 4	1 2 3		0 1 2 3 4 5
睡眠/夜间行为	0 1 2	1 2 3 4	1 2 3		0 1 2 3 4 5
食饮和进食障碍	0 1 2	1 2 3 4	1 2 3		0 1 2 3 4 5

总分（各个项目中频度×严重程度的合计）：____

评分方法：可统计两项总分，一项为严重程度总分，范围 0 ～ 36 分，反映精神症状的严重程度；另一项为苦恼程度总分，范围为 0 ～ 60 分，反映精神症状给照料者造成的苦恼。

A. 妄想

"患者是否有什么信念你知道是不真实的吗？"

"比如坚持认为有人要伤害自己或偷自己的东西。患者说过家庭成员不是他们自称的人，或者居住的房子不是自己的家吗？我问的不仅仅是患者的怀疑，我非常想知道患者是否坚信这些事情正发生在自己身上。"

□ 否（如果没有，进行下一个筛查性问题 **B. 幻觉**）

□ 是（如果有，继续进行下面的小问题）

1. 患者坚信自己处境危险，其他人正计划伤害自己吗？　　　　　□ 是 □ 否
2. 患者坚信其他人要偷自己的东西吗？　　　　　　　　　　　　□ 是 □ 否
3. 患者坚信自己的配偶有外遇吗？　　　　　　　　　　　　　　□ 是 □ 否
4. 患者坚信自己的房子里住着不受欢迎的外人吗？　　　　　　　□ 是 □ 否
5. 患者坚信自己的配偶或其他人不是他们所说的人吗？　　　　　□ 是 □ 否
6. 患者坚信自己住的房子不是自己的家吗？　　　　　　　　　　□ 是 □ 否
7. 患者坚信自己的家庭成员要抛弃自己吗？　　　　　　　　　　□ 是 □ 否
8. 患者坚信家里实际上有电视或杂志上的人物吗？　　　　　　　□ 是 □ 否
9. 患者坚信什么异常的事情而我没有问到吗？　　　　　　　　　□ 是 □ 否

如果筛查性问题得到证实，则确定**妄想**的频度和严重程度。

频度：

　　□ 1 偶尔——不超过每周一次。

　　□ 2 经常——大约每周一次。

　　□ 3 频繁——每周几次，但不到每天一次。

　　□ 4 非常频繁——每天一次以上。

严重程度：

　　□ 1 轻度——存在妄想，但看起来危害不大，几乎没有给患者造成痛苦。

　　□ 2 中度——妄想给患者带来痛苦并具有破坏性。

　　□ 3 重度——妄想的破坏性很大，是破坏性行为的主要原因。

　　　　　　　[如果使用过病情需要时才使用（PRN）药物，则意味着妄想的程度很严重]

苦恼程度： 你发现这种行为给你造成的痛苦有多大？

　　□ 0 没有　　　　　　　　　□ 3 中度

☐ 1 轻微　　　　　　　　☐ 4 严重
☐ 2 轻度　　　　　　　　☐ 5 很重或极重

B. 幻觉

"患者是否有错误的视觉或声音等幻觉吗？"

"患者是否有似乎看见、听见或感觉到并不存在的东西？我这个问题指的不只是错误的观念，如患者说死去的人还活着；我想问的是患者实际上有没有异常的声音或形象感觉？"

☐ 否（如果没有，进行下一个筛查性问题 **C. 激越 / 攻击**）

☐ 是（如果有，进行下面的小问题）

1. 患者说过听到了声音，或者其表现好像是听到了声音吗？　☐ 是 ☐ 否
2. 患者与实际上并不存在的人对过话吗？　☐ 是 ☐ 否
3. 患者说看到过别人没有看到的东西，或者其表现好像看到了　☐ 是 ☐ 否
   别人看不见的东西（人物、动物、光线 等）吗？
4. 患者称闻到了别人并没有闻到的气味吗？　☐ 是 ☐ 否
5. 患者说过感觉有东西在自己的皮肤上，或者看起来感觉有东　☐ 是 ☐ 否
   西在自己身体上爬行或触摸自己吗？
6. 患者说过什么原因不明的味道吗？　☐ 是 ☐ 否
7. 患者说过其他不寻常的感觉体验吗？　☐ 是 ☐ 否

如果筛查性问题得到证实，则确定**幻觉**的频度和严重程度。

频度：

☐ 1 偶尔——不超过每周一次。

☐ 2 经常——大约每周一次。

☐ 3 频繁——每周几次，但不到每天一次。

☐ 4 非常频繁——每天一次以上。

严重程度：

☐ 1 轻度——存在幻觉，但看起来危害不大，几乎没有给患者造成痛苦。

☐ 2 中度——幻觉给患者带来痛苦并具有破坏性。

☐ 3 重度——幻觉的破坏性很大，是破坏性行为的主要原因

　　　　　（如果使用过 PRN 药物，则意味着幻觉的程度很严重）。

苦恼程度：你发现这种行为给你造成的痛苦有多大？

☐ 0 没有　　　　　　　　☐ 3 中度

☐ 1 轻微　　　　　　　　☐ 4 严重

☐ 2 轻度　　　　　　　　☐ 5 很重或极重

C. 激越 / 攻击

"患者是否有时候拒绝合作或者不让人们帮助自己？患者难于相处吗？"

☐ 否（如果没有，进行下一个筛查性问题 **D. 抑郁 / 心境恶劣**）

☐ 是（如果有，进行下面的小问题）

1. 患者厌烦那些想照顾自己的人，或者反对洗澡 ☐是 ☐否
   或更换衣服这样的活动吗？
2. 患者非常固执，一定要按自己的方式行事吗？ ☐是 ☐否
3. 患者不合作，拒绝他人的帮助吗？ ☐是 ☐否
4. 患者有其他使自己难于与他人相处的行为吗？ ☐是 ☐否
5. 患者有生气地大喊大叫或谩骂他人吗？ ☐是 ☐否
6. 患者摔门、踢家具或扔东西吗？ ☐是 ☐否
7. 患者企图伤害或殴打他人吗？ ☐是 ☐否
8. 患者有其他攻击或激越行为吗？ ☐是 ☐否

如果筛查性问题得到证实，则确定**激越 / 攻击**的频度和严重程度。

频度：
    ☐1 偶尔——不超过每周一次。
    ☐2 经常——大约每周一次。
    ☐3 频繁——每周几次，但不到每天一次。
    ☐4 非常频繁——每天一次以上。

严重程度：
    ☐1 轻度——行为有破坏性，但可用改变方式或安慰加以处理。
    ☐2 中度——行为有破坏性，难以改变或管理。
    ☐3 重度——激越的破坏性很大，是照料困难的主要原因；可能有伤害他人的
        危险。常需用药。

苦恼程度： 你发现这种行为给你造成的痛苦有多大？
    ☐0 没有   ☐3 中度
    ☐1 轻微   ☐4 严重
    ☐2 轻度   ☐5 很重或极重

D. 抑郁 / 心境恶劣

"患者看起来悲伤或抑郁吗？患者说自己感觉悲伤或抑郁吗？"

☐ 否（如果没有，进行下一个筛查性问题 **E. 焦虑**）

☐ 是（如果有，进行下面的小问题）

1. 患者有时候流泪或哭泣、似乎很悲伤吗？ □是 □否
2. 患者的话或行为显得忧愁或意志消沉吗？ □是 □否
3. 患者贬低自己，或说觉得自己像是一个失败者吗？ □是 □否
4. 患者说自己是一个坏人或应该受到惩罚吗？ □是 □否
5. 患者似乎非常缺乏勇气或说过自己没有前途吗？ □是 □否
6. 患者说过自己是家庭的负担，或者如果没有自己家庭会更好吗？ □是 □否
7. 患者表示希望死去或谈到过自杀吗？ □是 □否
8. 患者表现出了其他抑郁或悲伤的征象吗？ □是 □否

如果筛查性问题得到证实，则确定**抑郁**的频度和严重程度。

频度：
　□1 偶尔——不超过每周一次。
　□2 经常——大约每周一次。
　□3 频繁——每周几次，但不到每天一次。
　□4 非常频繁——基本上持续存在。

严重程度：
　□1 轻度——抑郁造成痛苦，但一般改变方式或安慰有效。
　□2 中度——抑郁造成痛苦，患者自发地诉及抑郁症状，且难以缓解。
　□3 重度——抑郁造成很大的痛苦，且是患者所受痛苦的主要来源。

苦恼程度：你发现这种行为给你造成的痛苦有多大？
　□0 没有　　　　　　　□3 中度
　□1 轻微　　　　　　　□4 严重
　□2 轻度　　　　　　　□5 很重或极重

E. 焦虑
"患者无明显原因地感觉紧张、担心或害怕吗？患者看起来非常紧张或坐卧不安吗？患者害怕与你分开吗？"
　□否（如果没有，进行下一个筛查性问题 **F. 情感高涨 / 欣快**）
　□是（如果有，进行下面的小问题）

1. 患者说过自己对计划中的事情感到担心吗？ □是 □否
2. 患者是否有过觉得发抖、不能放松或过度紧张吗？ □是 □否
3. 患者是否有过除紧张以外无明显其他原因而出现或抱怨气短、大喘气或叹气吗？ □是 □否
4. 患者诉说过伴随紧张出现胃内翻腾、心跳加速或加重吗？ □是 □否
（症状无法用健康不佳解释）

5. 患者回避某些使自己精神更紧张的地方或场合吗，　　　□是 □否
   如开车、访友或处于人群之中？

6. 患者与你（或其照料者）分开时变得紧张不安吗？　　□是 □否
   患者靠着你，防止与你分开吗？

7. 患者表现出其他的紧张症状吗？　　　　　　　　　　□是 □否

如果筛查性问题得到证实，则确定**焦虑**的频度和严重程度。

频度：
　□1 偶尔——不超过每周一次。
　□2 经常——大约每周一次。
　□3 频繁——每周几次，但不到每天一次。
　□4 非常频繁——每天一次以上。

严重程度：
　□1 轻度——焦虑造成痛苦，但一般改变方式或安慰有效。
　□2 中度——焦虑造成痛苦，患者自发地诉及抑郁症状，且难以缓解。
　□3 重度——焦虑造成很大的痛苦，且是患者所受痛苦的主要来源。

苦恼程度：你发现这种行为给你造成的痛苦有多大？
　□0 没有　　　　　　　□3 中度
　□1 轻微　　　　　　　□4 严重
　□2 轻度　　　　　　　□5 很重或极重

F. 情感高涨 / 欣快

"患者无缘无故地看起来过于高兴或快乐吗？我指的不是因为遇到朋友、收到礼物或与家庭成员共度时光而得到的正常的快乐。我想问的是患者有没有持久而异常的好心情，或者在其他人找不到幽默的地方发现幽默。"

　□否（如果没有，进行下一个筛查性问题 **G. 情感淡漠 / 漠不关心**）

　□是（如果有，进行下面的小问题）

1. 患者是否看起来感觉非常好或者非常快乐，与自己平时不同？　□是 □否

2. 患者在别人并不觉得好笑的事情中发现幽默或为此大笑吗？　□是 □否

3. 患者似乎有孩童样的幽默感，经常不合时宜地咯咯笑或大笑吗？　□是 □否
   （如他人遇到了不幸的事情时）

4. 患者常讲一些对别人来说几乎算不上幽默的笑话或评论，　□是 □否
   但是自己却觉得非常可笑吗？

5. 患者经常玩儿童式的恶作剧，如掐人或玩"捉迷藏"取乐吗？　□是 □否

6. 患者说大话，或声称自己有非凡的能力或财富，而实际上没那　☐ 是 ☐ 否
　　么回事吗?

7. 患者表现出过其他感觉非常好或非常快乐的症状吗?　☐ 是 ☐ 否

如果筛查性问题得到证实，则确定**情绪高涨／欣快**的频度和严重程度。

频度：
　☐ 1 偶尔——不超过每周一次。
　☐ 2 经常——大约每周一次。
　☐ 3 频繁——每周几次，但不到每天一次。
　☐ 4 非常频繁——基本上持续存在。

严重程度：
　☐ 1 轻度——朋友和家人注意到了患者的情感高涨，但无破坏性。
　☐ 2 中度——情绪高涨明显异常。
　☐ 3 重度——情绪高涨非常显著；患者显得欣快，发现几乎什么东西都很滑稽。

苦恼程度： 你发现这种行为给你造成的痛苦有多大?
　☐ 0 没有　　　　　　　　☐ 3 中度
　☐ 1 轻微　　　　　　　　☐ 4 严重
　☐ 2 轻度　　　　　　　　☐ 5 很重或极重

G. 情感淡漠／漠不关心

"患者对自己周围的世界失去兴趣了吗? 患者失去做事的兴趣，或缺乏开始新活动的动机吗? 患者很难进行交谈或做家务吗? 患者冷淡或漠不关心吗?"

　☐ 否（如果没有，进行下一个筛查性问题 **H. 脱抑制**）
　☐ 是（如果有，进行下面的小问题）

1. 患者似乎比往常缺乏自发性或活力吗?　☐ 是 ☐ 否
2. 患者不太愿意进行交谈吗?　☐ 是 ☐ 否
3. 患者与平常相比不太热心或缺乏感情吗?　☐ 是 ☐ 否
4. 患者做家务比以前少吗?　☐ 是 ☐ 否
5. 患者似乎对别人的活动和计划缺乏兴趣吗?　☐ 是 ☐ 否
6. 患者对朋友和家人不感兴趣了吗?　☐ 是 ☐ 否
7. 患者对自己平常喜欢的事情缺乏热情吗?　☐ 是 ☐ 否
8. 患者表现出不在乎做新事的其他征象吗?　☐ 是 ☐ 否

如果筛查性问题得到证实，则确定**情感淡漠／漠不关心**的频度和严重程度。

频度：

☐ 1 偶尔——不超过每周一次。

☐ 2 经常——大约每周一次。

☐ 3 频繁——每周几次，但不到每天一次。

☐ 4 非常频繁——基本上持续存在。

严重程度：

☐ 1 轻度——情感淡漠明显，但对日常活动几乎没有造成影响；与患者平常的行为略有不同；患者对要求自己参加活动的建议能做出反应。

☐ 2 中度——情感淡漠很明显；可受照料者的哄骗或鼓励影响；只对强烈的事件有自发的反应，如亲近的亲戚或家人来访。

☐ 3 重度——情感淡漠很明显，且一般对任何鼓励或外界事件都没有反应。

苦恼程度： 你发现这种行为给你造成的痛苦有多大？

☐ 0 没有　　　　　　　　☐ 3 中度

☐ 1 轻微　　　　　　　　☐ 4 严重

☐ 2 轻度　　　　　　　　☐ 5 很重或极重

H. 脱抑制

"患者似乎不加思考地冲动行事吗？患者当众说或做平时不说或做的事情吗？患者做一些使你或其他人感到难堪的事情吗？"

☐ 否（如果没有，进行下一个筛查性问题 **I. 易激惹 / 情绪不稳**）

☐ 是（如果有，进行下面的小问题）

1. 患者做事冲动不考虑后果吗？　　　　　　　　　　☐ 是 ☐ 否
2. 患者与素不相识的人交谈，好像自己以前认识对方吗？　☐ 是 ☐ 否
3. 患者对别人说一些别人不感兴趣或伤害别人感情的话吗？　☐ 是 ☐ 否
4. 患者说一些平时不说的粗话或与性有关的观点吗？　　☐ 是 ☐ 否
5. 患者公开谈论一些平时在公众场合一般不说的很隐私或很秘密的事情吗？　　　　　　　　　　　　　　　☐ 是 ☐ 否
6. 患者过于随意，或触摸或拥抱他人，方式超出自己一贯的性格了吗？　　　　　　　　　　　　　　　　☐ 是 ☐ 否
7. 患者表现出其他对自己的冲动失去控制的征象吗？　　☐ 是 ☐ 否

如果筛查性问题得到证实，则确定**脱抑制**的频度和严重程度。

频度：

☐ 1 偶尔——不超过每周一次。

☐ 2 经常——大约每周一次。

□ 3 频繁——每周几次，但不到每天一次。

□ 4 非常频繁——基本上持续存在。

严重程度：

□ 1 轻度——脱抑制明显，但可对引导或指教产生反应。

□ 2 中度——脱抑制非常明显，难以被照料者克服。

□ 3 明显——脱抑制通常对照料者的任何干预均无反应，而且是造成烦恼和社交痛苦的主要来源。

苦恼程度： 你发现这种行为给你造成的痛苦有多大？

□ 0 没有　　　　　　　　□ 3 中度

□ 1 轻微　　　　　　　　□ 4 严重

□ 2 轻度　　　　　　　　□ 5 很重或极重

I. 易激惹 / 情绪不稳

"患者容易发火或不安吗？患者的心情很容易变化吗？患者异常缺乏耐心吗？我指的不是对记忆丧失或不能完成平时的任务而受到的挫折；我想知道的是，患者有没有异常地好发脾气、不耐烦或快速的情绪改变，与平时不同。"

□ 否（如果没有，进行下一个筛查性问题 **J. 异常行为活动**）

□ 是（如果有，进行下面的小问题）

1. 患者脾气很坏，容易因小事而发脾气吗？ □ 是 □ 否
2. 患者情绪会很快地从一种状态变成另一种状态，一会儿情绪很 □ 是 □ 否
   好，一会儿又发怒吗？
3. 患者经常突然发怒吗？ □ 是 □ 否
4. 患者没有耐心，对延误或等待计划中的活动难以适应吗？ □ 是 □ 否
5. 患者脾气暴躁、容易发火吗？ □ 是 □ 否
6. 患者爱与他人争吵、很难相处吗？ □ 是 □ 否
7. 患者表现出了其他的易激惹的征象吗？ □ 是 □ 否

如果筛查性问题得到证实，则确定**易激惹 / 情绪不稳**的频度和严重程度。

频度：

□ 1 偶尔——不超过每周一次。

□ 2 经常——大约每周一次。

□ 3 频繁——每周几次，但不到每天一次。

□ 4 非常频繁——基本上持续存在。

严重程度：

□ 1 轻度——易激惹和情绪不稳明显，但可对引导或指教产生反应。

☐ 2 中度——易激惹和情绪不稳非常明显，难以被照料者克服。

☐ 3 重度——易激惹和情绪不稳非常明显，通常对照料者的任何干预均无反应，而且是造成烦恼和社交痛苦的主要来源。

苦恼程度：你发现这种行为给你造成的痛苦有多大?

☐ 0 没有   ☐ 3 中度

☐ 1 轻微   ☐ 4 严重

☐ 2 轻度   ☐ 5 很重或极重

J. 异常行为活动

"患者踱步、反反复复地做事吗?比如开壁橱或抽屉，或者反复扯拉东西，或者缠绕绳子或线。"

☐否（如果没有，进行下一个筛查性问题 **K. 睡眠 / 夜间行为**）

☐是（如果有，进行下面的小问题）

1. 患者没有明确目的地在房子里不停地踱步吗?   ☐是 ☐否
2. 患者打开、拉开抽屉或壁橱乱翻东西吗?   ☐是 ☐否
3. 患者反复地穿上脱下衣服吗?   ☐是 ☐否
4. 患者有重复性的活动或一遍又一遍做事的"习惯"吗?   ☐是 ☐否
5. 患者进行重复性的活动吗，比如系扣子、捡东西、缠绕绳子?   ☐是 ☐否
6. 患者有过于烦躁，似乎坐不住，或者晃动双脚，或者不停地敲击手指的表现吗?   ☐是 ☐否
7. 患者还反复地做其他事情吗?   ☐是 ☐否

如果筛查性问题得到证实，则确定**异常行为活动**为的频度和严重程度。

频度：

☐ 1 偶尔——不超过每周一次。

☐ 2 经常——大约每周一次。

☐ 3 频繁——每周几次，但不到每天一次。

☐ 4 非常频繁——基本上持续存在。

严重程度：

☐ 1 轻度——异常活动明显，但对日常活动影响很小。

☐ 2 中度——异常活动非常明显，可被照料者克服。

☐ 3 重度——异常活动非常明显，照料者的任何干预均无效，且是痛苦的主要来源。

苦恼程度：你发现这种行为给你造成的痛苦有多大?

☐ 0 没有   ☐ 3 中度

☐ 1 轻微   ☐ 4 严重

☐ 2 轻度   ☐ 5 很重或极重

K. 睡眠 / 夜间行为

"患者睡觉困难吗（如果患者一晚上只起来一两次上厕所，上床后很快就入睡，则不算在内）？患者晚上彻夜不眠吗？患者晚上到处乱走、穿上衣服或影响你睡觉吗？"

☐ 否（如果没有，进行下一个筛查性问题 **L. 食欲和进食障碍**）

☐ 是（如果有，进行下面的小问题）

1. 患者入睡困难吗？   ☐ 是 ☐ 否
2. 患者晚上起床吗（如果患者一晚上只起来一两次上厕所，上床后很快就入睡，则不算在内）？   ☐ 是 ☐ 否
3. 患者在晚上走动、踱步或从事其他不适宜的活动吗？   ☐ 是 ☐ 否
4. 患者在晚上叫醒你吗？   ☐ 是 ☐ 否
5. 患者会在晚上醒来，穿上衣服准备出去，认为当时是早晨，该开始一天的活动吗？   ☐ 是 ☐ 否
6. 患者早晨醒得太早吗（比患者自己的习惯早）？   ☐ 是 ☐ 否
7. 患者白天睡眠过多吗？   ☐ 是 ☐ 否
8. 患者夜里有其他让你苦恼的行为，而我们又没有谈到吗？   ☐ 是 ☐ 否

如果筛查性问题得到证实，则确定**睡眠 / 夜间行为**的频度和严重程度。

频度：

☐ 1 偶尔——不超过每周一次。

☐ 2 经常——大约每周一次。

☐ 3 频繁——每周几次，但不到每天一次。

☐ 4 非常频繁——每天（每晚）一次或多次。

严重程度：

☐ 1 轻度——出现夜间行为，但没有特别的破坏性。

☐ 2 中度——出现夜间行为且干扰患者和照料者睡眠，可有一种以上的夜间行为。

☐ 3 重度——出现夜间行为；可有数种夜间行为；患者在晚上非常痛苦，而且照料者的睡眠受到明显影响。

苦恼程度：你发现这种行为给你造成的痛苦有多大？

☐ 0 没有   ☐ 3 中度

☐ 1 轻微   ☐ 4 严重

☐ 2 轻度   ☐ 5 很重或极重

L. 食欲和进食障碍

"患者的食欲、体重或进食习惯有变化吗（如果患者已残疾或需要喂食，标记为 NA）？患者喜欢的食物种类有改变吗？"

□ 否（如果没有，则结束）

□ 是（如果有，进行下面的小问题）

1. 患者食欲减退了吗？　　　　　　　　　　　　　　　　　□ 是 □ 否
2. 患者食欲增加了吗？　　　　　　　　　　　　　　　　　□ 是 □ 否
3. 患者体重减轻了吗？　　　　　　　　　　　　　　　　　□ 是 □ 否
4. 患者体重增加了吗？　　　　　　　　　　　　　　　　　□ 是 □ 否
5. 患者的进食行为有改变吗，如一次往嘴里送入过多的食物？　□ 是 □ 否
6. 患者喜欢的食物种类有改变吗，如吃过多的甜食或其他
   特殊种类的食物？　　　　　　　　　　　　　　　　　　□ 是 □ 否
7. 患者最近是否形成了固定的进食行为，如每天只吃同一种类
   的食物或严格按同样的顺序进食？　　　　　　　　　　　□ 是 □ 否
8. 患者在食欲或进食方面还有其他我没有问到的变化吗？　　□ 是 □ 否

如果筛查性问题得到证实，则确定**食欲和进食障碍**的频度和严重程度。

频度：

□ 1 偶尔——不超过每周一次。

□ 2 经常——大约每周一次。

□ 3 频繁——每周几次，但不到每天一次。

□ 4 非常频繁——每天一次或多次，或持续存在。

严重程度：

□ 1 轻度——有食欲或进食改变，但未引起体重变化且无影响。

□ 2 中度——有食欲或进食改变，且引起轻度体重波动。

□ 3 重度——食欲或进食有明显改变，并引起体重波动，让患者感到痛苦，或
　　　　　　者对患者产生干扰。

苦恼程度：你发现这种行为给你造成的痛苦有多大？

□ 0 没有　　　　　　　　　□ 3 中度

□ 1 轻微　　　　　　　　　□ 4 严重

□ 2 轻度　　　　　　　　　□ 5 很重或极重

附表5-6　老年抑郁量表（GDS-15）

得分：□□

指导语：选择最切合你一周来的感受的答案，回答"是"或"否"

序号	问题	回答（圈选）
1	你对生活基本上满意吗？	0 是　1 否
2	你是否放弃了许多活动和兴趣爱好？	1 是　0 否
3	你是否觉得生活空虚？	1 是　0 否
4	你是否常感到厌倦？	1 是　0 否
5	你是否大部分时间感觉精神好？	0 是　1 否
6	你是否害怕会有不幸的事落到你头上？	1 是　0 否
7	你是否大部分时间感到快乐？	0 是　1 否
8	你是否常有无助的感觉？	1 是　0 否
9	你是否愿意呆在家里而不愿去做些新鲜事？	1 是　0 否
10	你是否觉得记忆力比大多数人差？	1 是　0 否
11	你是否认为现在活着很惬意？	0 是　1 否
12	你是否觉得像现在这样活着毫无意义？	1 是　0 否
13	你是否觉得你的处境没有帮助？	1 是　0 否
14	你是否觉得大多数人处境比你好？	1 是　0 否
15	你集中精力有困难吗？	1 是　0 否

评分标准：1、5、7、11题答'否'计1分，其他题答'是'计1分。

没有抑郁：GDS 0 ~ 4 分，没有临床表现。

可能抑郁：GDS 7 分以上，没有临床表现。

　　　　　　GDS 0 ~ 4 分，有临床表现。

　　　　　　GDS 5 ~ 7 分，有或无临床表现。

　　　　　　其他主观的或客观的抑郁迹象。

很可能抑郁：GDS 7 分以上，有临床表现。

肯定抑郁：有抑郁病史，近期有抑郁发作表现。

附表5-7 日常生活活动能力量表（ADL/IADL）

评估结果：□ 完全自理　　□ 轻度依赖　　□ 中度依赖　　□ 重度依赖

指导语：下面我问您一些日常生活中的事情，您自己来做是否有什么问题。

序号	项目	您自己做是否有问题？（圈选）
C1	穿衣	0 没问题　1 有些困难　2 需要帮助　3 根本不行
C2	洗澡	0 没问题　1 有些困难　2 需要帮助　3 根本不行
C3	室内行走	0 没问题　1 有些困难　2 需要帮助　3 根本不行
C4	上厕所	0 没问题　1 有些困难　2 需要帮助　3 根本不行
C5	控制大、小便	0 没问题　1 有些困难　2 需要帮助　3 根本不行
C6	吃饭	0 没问题　1 有些困难　2 需要帮助　3 根本不行
C7	打电话	0 没问题　1 有些困难　2 需要帮助　3 根本不行
C8	购物	0 没问题　1 有些困难　2 需要帮助　3 根本不行
C9	做饭菜	0 没问题　1 有些困难　2 需要帮助　3 根本不行
C10	做家务	0 没问题　1 有些困难　2 需要帮助　3 根本不行
C11	洗衣服	0 没问题　1 有些困难　2 需要帮助　3 根本不行
C12	乘公共汽车	0 没问题　1 有些困难　2 需要帮助　3 根本不行
C13	吃药	0 没问题　1 有些困难　2 需要帮助　3 根本不行
C14	打理自己钱财	0 没问题　1 有些困难　2 需要帮助　3 根本不行

评估标准：ADL 项目包括 C1—C6，IADL 项目包括 C7—C14。各项以"2"和"3"作为该项受损。
程度分类标准为：

完全自理：ADL、IADL 各项均无障碍者。

轻度依赖：仅 IADL 功能受损者，ADL 指标均为可自理。

中度依赖：有 1～2 项 ADL 功能受损者。

重度依赖：有 3 项及以上 ADL 功能受损者。

附表5-8　照料者负担量表（ZBI）

得分：□□

指导语： 此部分主要是要了解您在照料生病的亲属时对您身体、心理、社交、个人发展、情感等方面影响。每一个回答，都表明您的这种感觉分为从来没有、偶尔有、有时有、经常有、总是有。这些答案不存在正确与否，请您仔细阅读每一项叙述，根据您的真实情况作出选择。

ZBI1	您是否认为，您所照料的患者会向您提出过多的照顾要求？	0没有　1偶尔　2有时 3经常　4总是
ZBI2	您是否认为，由于护理患者会使自己的时间不够？	0没有　1偶尔　2有时 3经常　4总是
ZBI3	您是否认为，在照料患者和努力做好家务及工作之间，你会感到有压力？	0没有　1偶尔　2有时 3经常　4总是
ZBI4	您是否认为，因患者的行为而感到为难？	0没有　1偶尔　2有时 3经常　4总是
ZBI5	您是否认为，有患者在您身边而感到烦恼？	0没有　1偶尔　2有时 3经常　4总是
ZBI6	您是否认为，您的患者已经影响到了您和您的家人与朋友间的关系？	0没有　1偶尔　2有时 3经常　4总是
ZBI7	您对患者的将来，感到担心吗？	0没有　1偶尔　2有时 3经常　4总是
ZBI8	您是否认为，患者依赖您？	0没有　1偶尔　2有时 3经常　4总是
ZBI9	当患者在您身边时，您感到紧张吗？	0没有　1偶尔　2有时 3经常　4总是
ZBI10	您是否认为，由于护理患者，您的健康受到影响？	0没有　1偶尔　2有时 3经常　4总是
ZBI11	您是否认为，由于护理患者，您没有时间办自己的私事？	0没有　1偶尔　2有时 3经常　4总是
ZBI12	您是否认为，由于护理患者，您的社交受到影响？	0没有　1偶尔　2有时 3经常　4总是
ZBI13	您有没有由于患者在家，放弃请朋友来家的想法？	0没有　1偶尔　2有时 3经常　4总是
ZBI14	您是否认为，患者只盼望着您的照料，您好像是他唯一可依赖的人？	0没有　1偶尔　2有时 3经常　4总是
ZBI15	您是否认为，除外您的花费，您没有余钱用于护理患者？	0没有　1偶尔　2有时 3经常　4总是

续表

ZBI16	您是否认为,您有可能花更多的时间护理患者?	0 没有　1 偶尔　2 有时 3 经常　4 总是
ZBI17	您是否认为,开始护理以来,按照自己的意愿生活已经不可能了?	0 没有　1 偶尔　2 有时 3 经常　4 总是
ZBI18	您是否希望,能把患者留给别人来照顾?	0 没有　1 偶尔　2 有时 3 经常　4 总是
ZBI19	您对患者有不知如何是好的情形吗?	0 没有　1 偶尔　2 有时 3 经常　4 总是
ZBI20	您认为应该为患者做更多的事情吗?	0 没有　1 偶尔　2 有时 3 经常　4 总是
ZBI21	您认为在护理患者上您能做得更好吗?	0 没有　1 偶尔　2 有时 3 经常　4 总是
ZBI22	综合看来您怎样评价自己在护理上的负担?	0 没有　1 偶尔　2 有时 3 经常　4 总是

ZBI 照料者负担量表是 Zarit 等在 20 世纪 80 年代在护理负担测量理论和结合临床的基础上开发的,最初是用于对 AD 患者照料者负担的评估,现在也用于脑卒中、乳腺癌等患者照料者的负担评估。

本量表有 4 个维度,包括照料者健康情况、精神状态、经济、社会生活,共 22 个条目,每道题分值是 0 ~ 4 分。总分为 21 ~ 40 分表示无负担或轻度负担,41 ~ 60 分表示有中到重度负担。

此量表不仅涉及照料者的身体和社交负担,还涉及心理和经济负担,可全面评估照料者的负担,是目前国内研究者使用最多的一个量表。

致　谢

感谢国家财政部、原国家卫生计生委、中国疾病预防控制中心以及项目开展地区的 6 个省（直辖市、自治区）各级卫生和疾控部门对此国家财政重大公共卫生专项"老年期重点疾病预防和干预"项目的高度重视和大力支持！

感谢国内外各领域专家在项目的申报、能力建设培训、现场组织实施、督导和技术指导、数据统计分析以及论文和报告撰写等各个环节所给予的悉心指导和帮助！

感谢项目地区各级医疗机构、民政、残联、老龄等相关部门，在疾病的调查与筛查、诊断、居家 - 社区管理一系列项目工作开展过程中的积极配合与大力协助！

感谢 6 个省（直辖市、自治区）疾控中心慢病科（所）长尽心尽责的大力支持，感谢每一位工作人员的辛勤付出和每一位调查对象的积极配合，才使得 4 年的项目工作得以顺利完成并取得如此丰硕成果，为我国的健康老龄化事业做出了不可磨灭的贡献！